# 一刀両断！
# 高齢者補綴治療のお悩み解決
## Q&Aで学ぶ理論と70のコツ

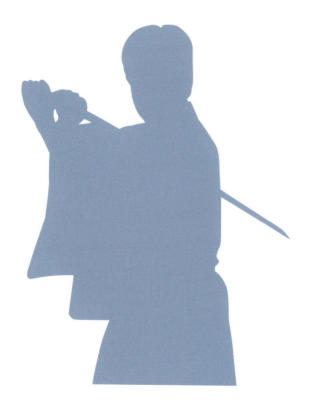

医歯薬出版株式会社

【著者】
佐藤裕二（昭和大学歯学部高齢者歯科学講座　教授）

【略歴】
1982年　広島大学歯学部卒業
1986年　広島大学大学院修了，広島大学歯学部附属病院　助手
1988年　アメリカ・National Institute of Standards and Technology 客員研究員（〜1989年）
1990年　広島大学歯学部歯科補綴学第一講座　講師
1994年　同講座　助教授
2002年　昭和大学歯学部高齢者歯科学講座　教授
　　　　（専門医・指導医：日本老年歯科医学会，日本補綴歯科学会，日本口腔インプラント学会，日本顎関節学会．常任理事：日本歯科医学教育学会）

【協力】
北川　昇（昭和大学歯学部高齢者歯科学講座　准教授）ほか全講座員

This book was originally published in Japanese under the title of：

Ittô-Ryôdan Koreisya Hotetsu Chiryô no Onayami Kaiketsu —— Q&Ade Manabu Riron to 70 no Kotsu
(70 Keys for Geriatric Prosthodontic Treatment by Q&A-Description —— Just for Your Safe, Reliable and Enjoyable Clinical Practice)

Author：

Sato, Yuji
　Professor, Department of Geriatric Dentistry, Showa University School Dentistry.

© 2016 1st ed.

ISHIYAKU PUBLISHERS, INC.
　7-10, Honkomagome 1 chome, Bunkyo-ku,
　Tokyo 113-8612, Japan

# Preface
～高齢者補綴の臨床を楽しむために～

　私は臨床が大好きです．
　これまで30年にわたり，その臨床経験から，学生や若手歯科医師の教育を行ってきました．そこでは教科書にない「コツ」を多く教えてきました．歯科診療には教科書にない多くのコツがあります．これを知らないと無駄な労力を使うことになり，えてして術者の"悩み"として知らず知らずに山積していきます．特に高齢の患者さんに対しては，効率的な補綴診療が必要です．
　これらのコツのいくつかは国際誌にも掲載されてきました．しかし同じことを毎回教育するのは大変なので，ここ数年は，講座員と歯科技工士の教育用に，週に1～3つぐらいの「臨床のコツ」を書きためて，メールで配信してきました．ただし，まとまった形式ではないので，後で見返すのが大変です．また，「超高齢社会の義歯治療の効率化を図る！」というタイトルで，数多くの講演を行ってきましたが，時間の関係で，毎回その一部分しかお話しすることができません．そこでこれまで，義歯診療の基本や撤去のコツに関する著書も出版してきました．

　今回は医歯薬出版のご理解により，高齢者に対する補綴診療全般に渡るコツに関して，まとまった書籍を上梓することができました．忙しい診療の合間に，コンパクトデジタルカメラで撮影してきたので，写真のクオリティには多少難がありますが，これまでに書き綴ってきたものの中から，皆さんの臨床での悩みの解決につながる，教科書には載せられないアドバンスなコツに絞ってまとめることができました．
　これらを知っていると，診療の効率と質が上がり，診療が楽しくなります．各項目は表頁・裏頁の2頁で完結するので，多忙の中でも1項目ずつ読んで理解，そして実践できると思います．本書を活用して多くのコツ・センスを身につけ，ぜひ日々の臨床を楽しんでください．

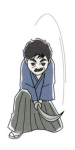

2016年9月
昭和大学歯学部高齢者歯科学講座
**佐藤裕二**

## 本書の特徴と構成

　本書は，これまで国際誌にも掲載されてきた，「ああそうだったのか！」と目からウロコの「珠玉のヒント集」です．補綴歯科から高齢者歯科を担当してきて，私が30年間の学生・若手歯科医師教育の中からつかんできた多くのポイントを，本書を通してクイズ形式で学ぶことで，読者諸氏の補綴歯科診療の質が向上し，効率アップにつながることを願います．

　一連の歯科診療の流れに沿って，基本的に見開きの右頁でQ（設問）を示し，その頁をめくった左頁（＝Qの裏頁）にAnswer（正答と解説）を示す配置にしてあります．問題を読んですぐに正答を見るのではなく，考えてもらうためです．

　問題についてよく考えてから，頁をめくって，解答を見ると理解が深まると思います．歯科医師国家試験（国試）形式の出題方法をとっていますが，厳密に国試の出題ルールを守っているわけではありません．

22〜23頁の見開きの例

▲Q7のAnswer（左頁）　▲Q8のQuestion（右頁）

　本論の合間のコラムでは，臨床に役立つテクニック，考え方，参考事項を入れてあるので，お役立てください．

　それぞれの内容について，さらに詳細に知りたい場合は，参考文献，参考図書＊をご覧ください．

＊その他の著書）
『教科書にのせたい義歯診療のコツ−Q＆Aで学ぶ臨床ヒント集』（永末書店，2012年刊）→本書内では『義歯コツ』と呼称．
『美しい撤去─安心・安全で効率的な理論とコツ』（永末書店，2015年刊）→本書内では『美しい撤去』と呼称．

一刀両断！
## 高齢者補綴治療のお悩み解決
Q＆Aで学ぶ理論と70のコツ

# ■■■ C O N T E N T S ■■■

Preface ～高齢者補綴の臨床を楽しむために～ ……………………………… iii
本書の特徴と構成 ……………………………………………………………… iv
使用カメラ紹介 ………………………………………………………………… 1

## 総論　高齢者における補綴治療の現状と展望

1. 高齢者補綴治療の現状と将来予測 …………………………………………… 2
2. 義歯治療へのニーズの変化と対応 …………………………………………… 4

## Part 1　医療面接・診察・検査

Introduction ……………………………………………………………………… 6
Q01 ■ 患者の本音を聞き出す質問の仕方 ……………………………………… 7
Q02 ■ 概形印象の改善点 ………………………………………………………… 9
Q03 ■ 研究用模型の欠陥 ……………………………………………………… 11
Q04 ■ 模型支台歯の破折への対応 …………………………………………… 13
Q05 ■ 治療方法の説明 ………………………………………………………… 15

**COLUMN**
石膏の表面荒れ ……………………………………………………………… 11
X線写真説明時のコツ ……………………………………………………… 15
患者さんに誤解されやすい歯科用語の説明 ……………………………… 17

## Part 2　基本操作

Introduction …………………………………………………………………… 18
Q06 ■ ラウンドバー・ポイントの基本的使用法 …………………………… 19
Q07 ■ 常温重合レジンの準備 ………………………………………………… 21
Q08 ■ ピンセットのグリップ ………………………………………………… 23
Q09 ■ 口唇の排除 ……………………………………………………………… 25

Q10 ■ 下顎前歯部の形成 ……………………………… 27
Q11 ■ 咽頭部の見え方 ………………………………… 29

**COLUMN**
ラウンドバーの大きさ表示 ……………………… 19
消耗品の節約 …………………………………… 21
ピンセットの基本的使用法 ……………………… 23
タービン使用時の口唇の排除 …………………… 25
浸潤麻酔時の問題点 …………………………… 27
口腔内・咽頭部にものを落としたとき ………… 29
加熱した器具の挿入 …………………………… 31

## Part 3　修復処置

Introduction ………………………………………… 32
Q12 ■ インレーの問題点 ……………………………… 33
Q13 ■ クラウンとポストの撤去 …………………… 35
Q14 ■ メタルコアの撤去① ………………………… 37
Q15 ■ メタルコアの撤去② ………………………… 39
Q16 ■ TECの脱離 …………………………………… 41
Q17 ■ 外れにくいTEC ……………………………… 43
Q18 ■ 仮着したクラウンの撤去 …………………… 45
Q19 ■ 細いポストの印象 …………………………… 47
Q20 ■ メタルコアの問題点 ………………………… 49
Q21 ■ コアが低くなった理由 ……………………… 51
Q22 ■ 分割コアの問題点 …………………………… 53
Q23 ■ コア合着時のセメント塗布 ………………… 55
Q24 ■ レジンコアの手順 …………………………… 57
Q25 ■ レジンコア用ポスト形成 …………………… 59
Q26 ■ レジンコアのポストの長さ ………………… 61
Q27 ■ 根面板浮き上がりの原因 …………………… 65
Q28 ■ 支台歯のラインアングルを整理する理由 … 67
Q29 ■ 保持孔の形態 ………………………………… 69
Q30 ■ CAD/CAM冠の形成 ………………………… 71
Q31 ■ 個歯トレーの問題点 ………………………… 73
Q32 ■ シリコーン系の咬合採得材 ………………… 75
Q33 ■ クラウン・ブリッジの咬合採得 …………… 77
Q34 ■ ブリッジの咬合採得 ………………………… 79
Q35 ■ メタルフレームを用いたブリッジの再咬合採得 … 81

- Q36 ■ 下顎前歯部前装冠の形態 ……… 83
- Q37 ■ 臼歯部欠損による前歯の動揺 ……… 85
- Q38 ■ クラウンの調整・装着手順 ……… 87
- Q39 ■ クラウンのコンタクトと咬合検査 ……… 89
- Q40 ■ セラミックスの咬合調整 ……… 91
- Q41 ■ メタルボンドブリッジポンティックの破折 ……… 93
- Q42 ■ メタルフレーム試適 ……… 95

**COLUMN**
- 加熱した器具：雑用エキスカ ……… 32
- 輪にしたフロスの活用 ……… 33
- 輪にしたフロスの持ち方 ……… 34
- 撤去用のドライバー ……… 35
- 予約外の再来 ……… 43
- TECが外れやすい原因と対策 ……… 44
- コア合着の失敗 ……… 55
- ピーソーリーマー（ピーソー）と根管バー ……… 63
- コアの比較 ……… 64
- 第108回 歯科医師国家試験（2015年2月実施）に出題された「保持孔」……… 69
- CAD/CAM冠形成用ダイヤモンドポイント ……… 71
- 個歯トレーの保持孔の形態 ……… 73
- 咬合採得材料が不要な場合 ……… 77
- 適合しない場合のチェック手順 ……… 97

# Part 4　義歯治療

- Introduction ……… 98
- Q43 ■ 適合検査結果の解釈 ……… 99
- Q44 ■ 適合検査と咬合検査 ……… 101
- Q45 ■ 全部床義歯の適合検査結果の評価 ……… 103
- Q46 ■ 上顎総義歯の適合検査 ……… 105
- Q47 ■ 部分床義歯の適合検査 ……… 107
- Q48 ■ 個人トレーの溢出孔・保持孔 ……… 109
- Q49 ■ 印象後の処理 ……… 111
- Q50 ■ 義歯用模型に付与する材料の使い分け ……… 113
- Q51 ■ 模型へのポストダムの付与 ……… 115
- Q52 ■ 全部床義歯の咬合採得時の切れ込み ……… 117
- Q53 ■ 部分床義歯の咬合採得① ……… 119
- Q54 ■ 部分床義歯の咬合採得② ……… 121
- Q55 ■ メタルフレームの設計図 ……… 123

- Q56 ■ 支台歯付近の舌側義歯床縁 ………………………………… 125
- Q57 ■ 下顎片側遊離端義歯の設計 ………………………………… 127
- Q58 ■ 遊離端欠損における近心レストの利点 …………………… 129
- Q59 ■ 一歯欠損中間義歯の問題点 ………………………………… 131
- Q60 ■ 上顎両側遊離端義歯の外形 ………………………………… 133
- Q61 ■ 義歯の違和感の減少策 ……………………………………… 135
- Q62 ■ メタルフレーム義歯への増歯① …………………………… 137
- Q63 ■ メタルフレーム義歯への増歯② …………………………… 139
- Q64 ■ メタルフレーム義歯の修正 ………………………………… 141
- Q65 ■ キャストクラスプの改善 …………………………………… 143
- Q66 ■ 義歯の維持力が小さい場合の対応 ………………………… 145
- Q67 ■ 人工歯咬合面の再形成 ……………………………………… 147
- Q68 ■ 上顎義歯後縁の修正 ………………………………………… 149
- Q69 ■ オーバーデンチャーのリライン …………………………… 151
- Q70 ■ すれ違い咬合への対応 ……………………………………… 153

### COLUMN

- マグネット義歯のチェック ………………………………………… 98
- 個人トレー内面の処理 ……………………………………………… 109
- ポストダムとは ……………………………………………………… 115
- 全国の29大学の歯学部での教育 …………………………………… 129
- バーとストラップ …………………………………………………… 133
- 咬合面再形成のコツ ………………………………………………… 147
- ワイヤクラスプの調整法 …………………………………………… 155

Postscript …………………………………………………………………… 157

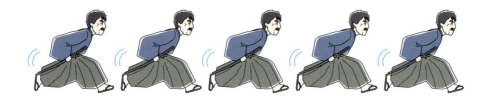

◆ 使用カメラ紹介 ◆

　私は下記のカメラシステムをスナップ感覚で使用し，日常臨床の中の一コマを撮影しています．

● **カメラ**：オリンパス　スタイラス　TG-4＋LEDライトガイド
　・（コンパクトで，接写に強く，深度合成機能あり）
　・重量：252g，寸法：112×66×31 mm，防水・防塵：あり
　・撮影素子：1/2.3インチ（1600万画素）
　・マクロ：T/W：0.1m〜∞，スーパーマクロ：0.01〜0.1m（深度合成あり）
　・レンズ：25〜100mm/F2.0〜4.9
　・価　格：50,000円前後

● **自作LEDリングライト**
　・単4電池3本電池ボックス：373円
　・H4 SMDリングLEDライト：1,300円
　・DC-DC昇圧モジュール：416円
　・コンバータアダプタ CLA-T01：2,400円

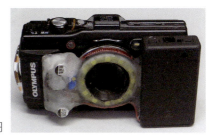

● **撮影例**（撮影後は，画像補正ソフト〈ペイントショッププロ〉で補正しています）

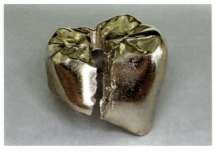

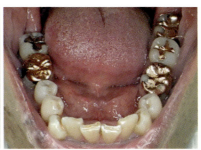

▲かなりの拡大ができて，深度合成で被写界深度が深い．

▲ミラーなしで，少し斜めからでも，前歯から臼歯までピントが合う．

## 総論

# 高齢者における補綴治療の現状と展望
── 高齢義歯患者の絶対数は減らず，治療難易度は上昇．どうする？

## ❶ 高齢者補綴治療の現状と将来予測

　8020運動に伴い，高齢者の欠損歯数は劇的に減少し，20本以上の歯を有する高齢者が増加してきたため（図1），義歯患者の割合は減少してきていると思われています．そのため，義歯診療の教育を削減する動き，義歯技工のできる歯科技工士の減少がみられ，義歯は保険から除外するといった極端な考えも広まっているように感じられます．

　しかし一方，社会の高齢化により，高齢者の絶対数は増加してきているため，義歯患者の絶対数は増加している可能性もあります．実際に，歯科疾患実態調査と人口動態調査を併せてみることによって高齢義歯患者の状況を検討した結果[1]，部分床義歯患者の絶対数はほとんど減らず，高年齢化していました（図2）．一方，総義歯患者の絶対数は18％減りましたが，85歳以上では増えました（図3）．以上の結果より，後期高齢者への適切な義歯治療の必要性が示唆されました．

　一方，年齢の増加は，全身疾患の増加につながります．当講座の調査[2]では，糖尿病，心疾患，肝炎，認知症，通院などに問題がある高齢者は多く，これらが診療を困難にしていることが示されています．また，高齢者の残存歯は増えたものの，歯冠修復が多く行われており，歯周病も多いことも，義歯治療を困難にします．また，両側臼歯部に咬合支持がない義歯患者の治療は一般に困難といわれています．

　そして摂食嚥下機能も，各種疾患，口腔乾燥，中枢神経・末梢神経の老化，筋や顎関節の老化などにより低下します．また，要介護高齢者も増加し，義歯のケアやメインテナンスが難しくなることも多くなると思われます．

　以上のことから，歯科補綴治療の難易度は上がっていると考えられ，後期高齢者（75歳以上）に対する適切で効率的な歯科補綴治療は，まだまだ必要であるといえるでしょう．

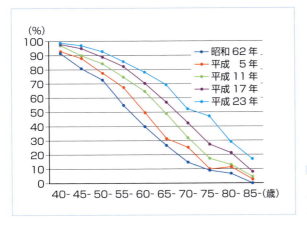

**図1** 20歯以上有する者の割合
平成23(2011)年調査では，80歳で30％弱の人が8020を達成している．

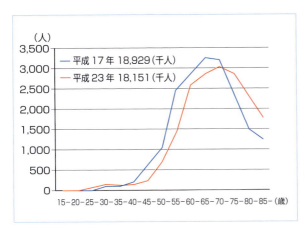

**図2** 部分床義歯患者の絶対数
平成23年調査では，総数ではわずかに減少したが，75歳以上で増えた．

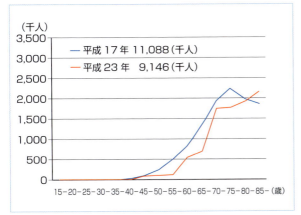

**図3** 総義歯患者の絶対数
平成23年調査では，総数ではやや減少したが，85歳以上で増えた．

## ❷ 義歯治療へのニーズの変化と対応

　高齢者に対する適切な義歯治療の教育資源や医療資源を維持する必要性が示唆されています．また，技術革新や社会保険制度の度重なる改訂は，義歯治療の内容の制約を変更し，質的・量的な変化をもたらしていると考えられます．さらなる社会の高齢化を見据えると，義歯治療の変化を明らかにし，国民に適切な義歯治療を提供するための基本的データを得ることが必要です．

　そこで，厚生労働省の社会医療診療行為別調査をもとに，平成8年から25年にかけての義歯診療の量的・質的な変化を検討してみました[3]．

　その結果，義歯の新製数は漸減傾向ですが，修理は減っていません（図4）．これを詳しく見ると（表1），一般医療では，修理が新製よりやや多い程度ですが，後期医療では，修理が新製の2倍近くになっています．もちろんよい義歯を作ることも重要ですが，今ある義歯をいかに修理して使えるようにするかが重要なポイントになってきています．

　義歯破折の原因，対策，予防を図5に示します[4]．キチンとした判断と適切な対応が大切です．

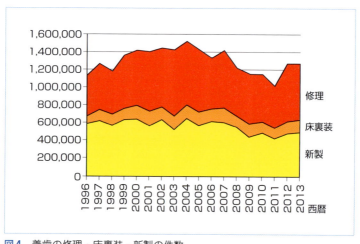

図4　義歯の修理・床裏装・新製の件数

表1 義歯の新製,修理,床裏装数

|  |  | 一般医療 | 後期医療 |
|---|---|---|---|
| 義歯新製 | 1〜 4歯 | 102,074 | 29,443 |
|  | 5〜 8歯 | 72,031 | 42,114 |
|  | 9〜11歯 | 31,073 | 22,649 |
|  | 12〜14歯 | 21,928 | 20,691 |
|  | 総義歯 | 38,626 | 49,990 |
|  | (小計) | 265,732 | 164,887 |
| 修理 | 修理 | 295,556 | 281,138 |
|  |  | 47,471 | 27,702 |
|  | (小計) | 343,027 | 308,840 |
| 床裏装 | 1〜 4歯 | 12,084 | 7,562 |
|  | 5〜 8歯 | 16,896 | 11,996 |
|  | 9〜11歯 | 7,524 | 11,921 |
|  | 12〜14歯 | 7,524 | 11,233 |
|  | 総義歯 | 17,436 | 39,460 |
|  | (小計) | 61,464 | 82,172 |

(平成25年度6月審査分社会医療診療行為別調査)

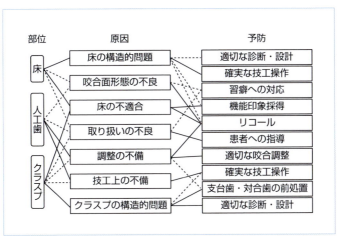

図5 義歯破折の原因,対策,予防〔『義歯コツ』87頁〕

■参考文献

1) 佐藤裕二,一色ゆかり:歯科疾患実態調査と人口動態調査を用いた高齢義歯患者絶対数の推定.日歯医療管理誌,**49**:162〜167,2014.
2) 山口麻子ほか:病院歯科における高齢者歯科医療の難易度評価関連因子の検討.Dent. Med. Res.,**31**:151〜160,2011.
3) 佐藤裕二ほか:社会医療診療行為別調査からみた過去18年間の義歯治療の変化.日補綴会誌,**8**:185〜191,2016.
4) 『義歯コツ』87頁.

# Part 1
# 医療面接・診察・検査

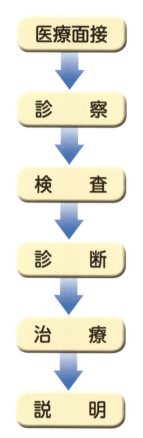

## Introduction

これは診療の手順です．
これらは初診時だけではなく，
毎回の治療において行われるものです．
それぞれの矢印には，
「どのような検査が必要か」
「どのような治療が必要か」などの
「臨床判断」と，
「インフォームドコンセント」が含まれています．

このパートでは，
医療面接から診察・検査までを説明します．
毎回の診療の最初には，必ず医療面接が必要です．
2回目からは，初診時ほどの詳しい医療面接は不要ですが，
「お変わりはありませんか？」
「前回治療した○○はいかがですか？」といった
簡潔な医療面接は必須です．

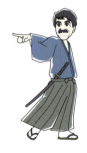

## 患者の本音を聞き出す質問の仕方

義歯を本当に使っているかどうかなどを
患者さんに聞きたい際，以下の質問は
### どのように言い換えればよいですか？

〔義歯をあまり使用していない疑いがある場合〕　「義歯は使っていますか？」
〔義歯洗浄剤を使っているかどうか確認したい場合〕　「義歯洗浄剤を使っていますか？」
〔義歯安定剤使用の疑いがある場合〕　「入れ歯安定剤を使っていますね」
〔スプリントを使っているかどうか確認したい場合〕　「スプリントは使っていますか？」

とにかく，共感的態度が重要です．
　たとえどんな回答であっても，「私はあなたを責めたりしませんよ」という雰囲気を作り出すことが重要です．そして，実際にどんな回答であっても，責めてはなりません．
　「そうですよね．大変でしたね」といった反応を示すことで，患者さんは「叱られるのでは」という不安がなくなります．
　下図のような調査票に記入してもらうことも一法です．

```
現在使用中の入れ歯について以下の質問にお答え下さい．
①入れ歯をいつ装着していますか？               ⑤入れ歯洗浄剤について
　1：一日中装着している                        　1：毎日使っている（商品名：　　　）
　2：食事の時のみ装着している                  　2：時々使っている（商品名：　　　）
　3：外出するときだけ装着している              　　（　　日に1回）
　4：その他（　　　　　　　　）                　3：まったく使っていない
                                              　4：その他（　　　　　　　　）
②夜寝る時に入れ歯をどのようにしていますか？
　1：毎日外して寝る                            ⑥入れ歯安定剤について
　2：時々外して寝る                            　1：常に使っている（商品名：　　　）
　3：毎日装着したまま寝る                      　2：時々使っている（商品名：　　　）
　4：その他（　　　　　　　　）                　3：まったく使っていない
                                              　4：その他（　　　　　　　　）
③外した入れ歯はどのようにしていますか？
　1：水に漬ける                                ⑦家族の方は，あなたが入れ歯を装着していることを知っていますか？
　2：入れ歯洗浄剤を入れた水に漬ける            　1：知っている
　3：外して，そのままにしておく                　2：たぶん知っていると思う
　4：その他（　　　　　　　　）                　3：知らない
                                              　4：その他（　　　　　　　　）
④どのようにして入れ歯を洗っていますか？
　　歯みがき剤　　　　ブラシ
　1：一般の歯みがき剤　1：歯ブラシ
　2：入れ歯専用　　　　2：入れ歯専用
　3：使わない　　　　　3：使わない
　4：その他　　　　　　4：その他
```

▲義歯についての患者書き込み式の調査票

## Answer

**正答** 〔義歯をあまり使用していない疑いがある場合〕
× 「義歯は使っていますか？」
▶ ○「義歯を使うのを忘れることもありますよね」（忘れることもあるのが普通ですよ）
「そうですよね．難しいですからね」

〔義歯洗浄剤を使っているかどうか確認したい場合〕
× 「義歯洗浄剤を使っていますか？」
▶ ○「義歯洗浄剤を使われたことはありますか？」「今はどのくらいの頻度でお使いですか？」「なかなか面倒だし，汚れは見えにくいですからね」

〔義歯安定剤使用の疑いがある場合〕
× 「入れ歯安定剤を使っていますね」
▶ ○「入れ歯安定剤を使われたことはありますか？」：「はい，あります」
「いかがでしたか」「今もときどきお使いですか？」

〔スプリントを使っているかどうか確認したい場合〕
× 「スプリントは使っていますか？」
▶ ○「スプリントを使うのを忘れることもありますよね」
「どのくらいの頻度でお使いですか？」

**解説**

患者さんは，「先生から責められる！」と思うと，本当のことを言えなくなります．また，指導する場合も，否定的ではなく，前向きに指導するとよいでしょう．

× 「入れ歯をきちんと使わないと，残っている歯がダメになりますよ」
▶ ○「入れ歯をきちんと使うと，残っている歯が長持ちしますよ」

× 「義歯洗浄剤を使わないと，歯ぐきが腫れてきたり，肺炎になったりしますよ」
▶ ○「義歯洗浄剤を使うと，口の中が爽やかになりますし，肺炎にもなりにくいですよ」

「おどし」ではなく，「明るい将来」を見せてあげることが大切です．

## 概形印象の改善点

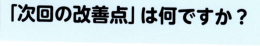

この概形印象の
**「次回の改善点」は何ですか？**

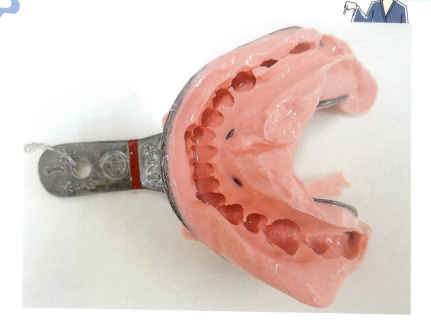

　概形印象とは，研究用模型（スタディモデル）の作製を行うための印象です．また，作業用模型の対合歯列の模型も同様の印象で作製します．研究用模型や対合歯列模型においては，以下が必要です．
・必要・十分な範囲の歯や周囲粘膜の正しい形態が再現できていること
・適切な表面性状が再現されている（気泡，突起，表面荒れがない）こと
・変形が少ないこと
・十分な強度であること．

参考）『義歯コツ』嘔吐反射軽減法：21頁，上顎の概形印象：21頁，上顎概形印象の外し方：23頁，印象への石膏注入前の処理：27頁．

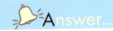 

正答 下図のa～e.

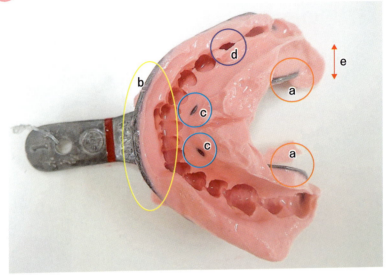

▲改善が必要な箇所

**解説**

**a：舌がトレーの下に潜り込んでいる**
➡ 舌の挙上（圧接終了前に．圧接が終わってからでは遅い．硬化中も舌は挙げておく）．

**b：前歯部唇側が採れていない**
➡ 口唇を排除しながらの印象．トレー圧接時にトレーをやや後方におさえる（印象材は，舌側には溢れやすいが，唇側は広がる方向なので溢れにくい．したがって，口腔内への圧接を始めたら，トレーを少し後方へ押しやると唇側に印象材が溢れてきやすい．このとき，口唇を引っ張って排除しておくとよい）．

**c：前歯舌側部粘膜へのトレーの圧痕**
➡ トレーをもう少し後方へ入れる．

**d：ポンティック下の印象材の変形（石膏が流しにくい，破折しやすい）**
➡ 石膏注入前の切除（これは"次回"ではなく，"今回"できる）．

**e：トレーの幅が歯列に比べて狭い**
➡ 少し広げる．

# Q03 研究用模型の欠陥

研究用模型にこのような欠陥が生じていました．
## 再発防止に有効なのはどれでしょうか？

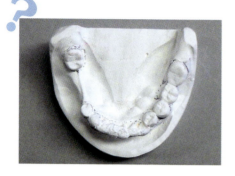
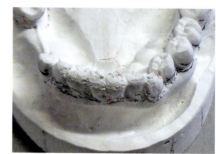

a. 圧接圧の増加
b. 撤去時間の遅延
c. 練和する水の冷却
d. 石膏注入前の前処理
e. アルジネート印象材の十分な練和

## COLUMN

### 石膏の表面荒れ

　私が学生時代は，アルジネート印象材に石膏を注入する前に，固定液に浸さないと，石膏の面荒れを生じると教わりました．これは，石膏からの離漿（脱水）が原因です．
　今のアルジネート印象材には，離漿を防ぐ成分が入れられており，固定液への浸漬は不要になりました．そのかわりに，十分な水洗後の消毒液への浸漬が必要な時代になってきました．
　0.1～1.0％次亜塩素酸ナトリウム溶液（15～30分間）か，2～3.5％グルタラール溶液（30～60分間）に浸漬します．

## Answer

**正答** b.

**解説**

✗ a.「圧接圧の増加」
圧接圧の増加は，アルジネート印象材では無理です．また増加させたからといって，防止できません．

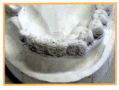

▶ ○ b.「撤去時間の遅延」
これは有効です．この模型の欠陥の原因は前歯の切端付近の印象材の未硬化です．そのため，トレー撤去時に，未硬化の印象材が歯面に残っており，印象材表面が粗糙になったと考えられます．
アルジネート印象材の硬化時間は3～7分ですが，温度に影響されます．軟組織に接している印象材は温度が高くなり，早く硬化します．したがって，トレー辺縁の印象材は硬化していても，歯の表面の印象材，特に軟組織から離れている部位（前歯切端など）では硬化が完了していません．
**十分な保持の時間をとることが重要**です．

✗ c.「練和する水の冷却」
水を冷却すればアルジネート印象材の操作時間（1.5～2.5分）を延長しますが，硬化時間も延長します．そのため，図のような欠陥を生じやすくなります．

✗ d.「石膏注入前の前処理」
これは関係がありません．
以前のアルジネート印象材は，印象材からの離漿（水がにじみ出てくること）を防止して，石膏の表面荒れを防ぐために，金属塩水溶液で「固定」する必要がありましたが，現行の製品では，特に固定を行わなくてもよくなっています．現在では，「固定」よりも「消毒」を目的として消毒液に浸漬するのが一般的です．
なお，印象表面に水分が溜まったままで石膏を注入すると，石膏の混水比が低下して，石膏面が荒れるおそれがあります．

✗ e.「アルジネート印象材の十分な練和」
これはムラの防止に重要ですが，今回の欠陥とは無関係でしょう．ただし，十分な練和は必須です．機械練和機の普及や，カートリッジ式の自動練和システムの導入もあり，熟練者でなくてもある程度の質の保証ができるという大きなメリットがあります．ただし，その機器がない環境になると，突然に危機的状況になります．

# Q04 模型支台歯の破折への対応

## 模型の支台歯の破折に対しこのように対応するとズレが生じました.
## その原因はどれですか？

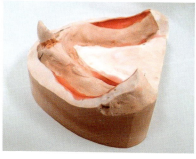
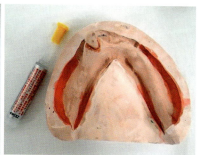

a. 接着剤の厚み
b. 印象の変形
c. 石膏の変形
d. 破折面の汚染
e. 手の震え

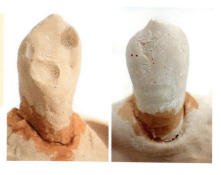

こうなると，以下の問題を生じます.
・義歯の適合不良
・義歯装着後の支台歯の変位
・完成義歯での粘膜の疼痛
・完成義歯の咬合干渉
・模型の再破折.
なお，支台歯表面の気泡も多いです.

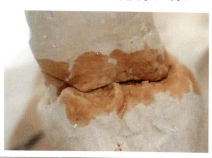

参考）『義歯コツ』支台歯の破折防止：27頁

| 正答 | d, e. |

**解説**

- ✗ a.「接着剤の厚み」……… 関係ありません.破折面を合わせて接着剤を流し込むからです.
- ✗ b.「印象の変形」……… 全く無関係です.
- ✗ c.「石膏の変形」……… 関係ありません.
- ▶ ○ d.「破折面の汚染」……… これが問題です.キチンと破折面同士が合っていなかったようです.
- ▶ ○ e.「手の震え」……………… これも重要です.模型は台に置き,破折部分を手に持ってしっかり合わせます.

以下は破折した支台歯を修復した例です.

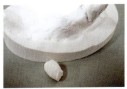 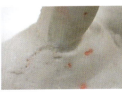 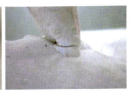

破折した支台歯を戻すと,唇側はまあまあ合っていますが,舌側は合っていません.

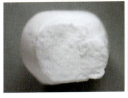 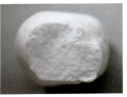

破折面にエアを吹き付けるときれいになりました.

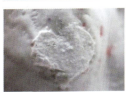 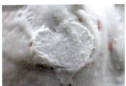

石膏の屑が破折面に付いていたようです.舌側もきれいに合いました.

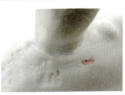 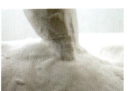

きちんと固定して接着剤を流した後です.隙間はほとんど見えません.

**石膏模型の破折は予防すべきですが,万一破折しても,きちんと補修しましょう.**

# Q05 治療方法の説明

78歳の女性．主訴は**下顎左側の歯肉の腫れ**．
現病歴：1週間前に同部の腫脹に気づくも疼痛なし．不安のため来院．
既往歴：特記事項なし．
現　症：7」は**インプラント（I）**でプロビジョナルレストレーション．6」は近心根が下のX線写真のような状態．ポケット：近心根10mm，遠心根4mm．5」はCRインレーの生活歯．ポケット：3mm．欠損はなく，対合歯はすべて天然歯．

## 患者に説明する主な治療方針はどれですか？
（以下の治療方法の利点・欠点を考慮したうえで3つを選択）

a. 6」抜歯でインプラント→6・I 連結冠
b. 6」抜歯で1本義歯
c. 6」抜歯で⑤6① ブリッジ
d. 6」近心根抜歯で⑤66 ブリッジ
e. 洗浄と歯周病観察

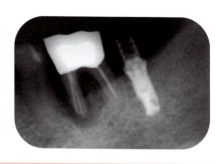

## COLUMN

### X線写真説明時のコツ

シャーカステンにX線写真を置いて患者に説明するとき，左下図のように置くと，写真の右側を指さして「（口腔内の）左側」と言うため，患者は左側を意識してしまい，説明の間違いや，患者の誤解が生じやすいです．

そこでX線写真を右下図のように裏返して置き，「鏡のように見えます」と説明してから説明すると，間違いが少なく，患者さんも理解しやすいです．歯科医師から見た写真の右左と，患者さんの右左が一致するからです．パノラマX線写真でも同様です．

デジタルでは，左右反転ができるといいです．ただし，歯科医師が患者の顔を見ながら，レントゲンを見る際には，もとに戻さないと，誤解する場合があるので気をつけてください．

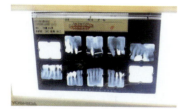 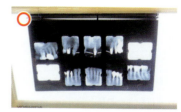

# Answer

**正答** a, (b), d, e.

**解説**

78歳女性で，既往歴がないことから，平均余命は12＋α年ぐらいと推定されます．抜歯には特に問題はありません．

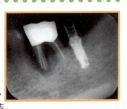

▶○ a.「|6 抜歯でインプラント→|6・1| 連結冠」
　手順：|6 を抜歯した際には，3カ月以上待機して，インプラント埋入→3カ月後に上部構造装着．
　利点：|5 を削らない．違和感が少ない．
　欠点：費用がかかる（60万円ぐらい），期間が長い（6カ月以上欠損のまま）．

△ b.「|6 抜歯で1本義歯」
　手順：|6 を抜歯した直後（または即日）に義歯を装着→リライニング→|1 クラウン装着→義歯再製．
　利点：期間が短い．費用は15万円程度．|5 を削らない．
　欠点：違和感，|5 の負担．

✕ c.「|6 抜歯で|⑤ 6 ①|ブリッジ」
　手順：|6 を抜歯後に，テンポラリーブリッジを装着→3カ月後に最終ブリッジ装着．
　利点：違和感が少ない．歯のない期間が短い．
　欠点：インプラントの負担が大きい．費用は30万程度．|5 を削る．
　＊天然歯とインプラントの連結は原則禁忌です（|5 が沈下すると，|1 に大きな回転力が加わる）．

▶○ d.「|6 近心根抜歯で|⑤ 6 ⑥|ブリッジ」
　手順：|6 近心根抜歯後，|⑤ 6 ⑥|テンポラリーブリッジ→3カ月後に|⑤ 6 ⑥|ブリッジ＋|1 クラウン装着．
　利点：違和感が少ない．歯のない期間が短い．費用は20万程度．
　欠点：|6 に不安が残る．|5 を削る．

▶○ e.「洗浄と歯周病観察」
　手順：近心根洗浄（レーザー＋ペリオクリンなど）で観察，定期的にX線写真撮影，|1 クラウン装着．
　利点：違和感が少ない．歯のない期間が短い．費用は15万程度．
　欠点：|6 に不安が残る．骨の吸収を生じる．12年はもたない．

私なら b → a, d, e の3つを説明します．
口腔内に1本でもインプラントが入ると，その後の治療が制約を受ける場合があります．

## COLUMN

### 患者さんに誤解されやすい歯科用語の説明

　私たちは，スタッフ間では専門用語で話をします．その際に患者さんが耳にして誤解されやすい用語を集めてみました．
　用語によっては，患者さんが不安になってしまうものもあります．また，患者さんへの説明に使用すると誤解を生じます．十分に気をつけたいものです．

- **印象**：口の中の型（かた）のことです．「印象が悪い」というのは，「感じが悪い」という陰口ではありません．
- **バイト**：上下の歯のかみ合わせの記録です．アルバイトではありません．
- **マージン**：歯と冠の境目のことです．業者からマージンをもらっているのではありません．
- **エッチング**：歯に詰め物をする前に行う表面の処理です．エッチなことではありません．
- **ストリップス**：歯に詰め物をするときのセルロイド製のテープです．ストリップとは違います．
- **マトリックス**：歯に詰め物をするときの金属製のテープです．映画のタイトルではありません．
- **クレンザー**：歯の神経の治療を行う際の特殊な針です．洗剤ではありません．
- **圧排（あっぱい）**：歯の型を取る際に歯と歯ぐきの境目に行う処置です．「おっぱい」と聞き間違えないでください．
- **浸麻（しんま）**：浸潤麻酔の略で，歯ぐきへの注射麻酔です．心マ（心臓マッサージ）の心配は不要です．
- **抜歯（ばっし）**：歯を抜くことです．抜糸（縫っていた糸をとること）は，歯科では"ばついと"とも言います．
- **エレベーター**：歯を抜くときの器具です．昇降機ではありません．
- **舌（した）**："ぜつ"とか"べろ"ともいいます．「したを出してください」と聞いて，顔を赤らめる患者さんもいました．
- **セメント**：歯に使う接着剤です．建築用のセメントとは違います．
- **神経を抜く**：抜髄のことをこのように患者さんに説明することがあります．患者さんには理解しづらいです．
- **骨が下がる**：上顎の歯槽骨の場合も，歯科関係者は「骨が下がる」と説明しがちです．「上に下がる」のは理解しづらいです．説明には「歯の周りの骨が減る」がよいでしょう．

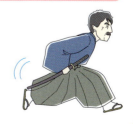

# Part 2
# 基本操作

## Introduction

　科学技術の発展は，私たちの生活を便利なものに変えてきました．ただし，原理がわからないことだらけです．デジタルテレビやスマートフォンの原理を知っている人はごくごく一握りです．使い方を知っているだけである怖さもあります．さらに，使い方すら知らなくても，使えるようになってきました．今時，スマートフォンのマニュアルを読む人はほとんどいません．マニュアルがなくても，それなりに使えるように，ヒトに優しい技術が開発されてきています．

　歯科においても，器材は技術革新により使いやすくなってきています．セメントやコンポジットレジンやアルジネート印象材も，自動練和やカートリッジ式が主流になってきました．
　診断・治療技術も，光学印象やCAD/CAMの発展により，どんどん簡便になってきています．そのうち，支台歯形成さえ自動になるかも知れません．すでにインプラント埋入はシミュレーションシステムが主流になりつつあります．
　インプラントに関しても，昔は固定用のネジ形状が「マイナス」でした．これは，締め付けや緩めるのが難しかったものです．今は六角形や星形になり，手を離してもドライバーが安定します．
　このような歯科の技術の進歩は，熟練の技を自動化するため，熟練者でなくてもある程度の質の保証ができるという大きなメリットがあります．ただし，その機器がない環境になると，突然に危機的状況になります．また，間違った使用をしていてもそれに気づかない怖さもあります．

　現代人は基本的手用器具の使用方法が下手になってきていると思うのは，私だけでしょうか？ ナイフ，ドライバー，ペンチなどが上手く使えない人が多いように思います．ちょっとした身の周りの機器や家具のメインテナンスができなくなりつつあるように思います．技術が進歩してきてはいますが，基本的原理の理解と基本的機器の使用方法の教育が重要と思います．
　だれでもが使いやすいユニバーサルデザインに甘えることなく，さらに上を目指すことは，危機的状況に陥った際に適切な対応ができる「一歩進んだ歯科医師」になるために重要と考えています．このパートでは，その一端を説明します．

## ラウンドバー・ポイントの基本的使用法

### ラウンドバーを歯面や研磨したい面に当てるとき どちらの方法が，なぜ望ましいですか？

（赤い点はラウンドバーの先端）

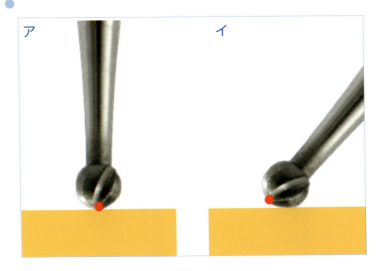

ア　　　　　　　　　　　イ

a. 切削効率がよいから ア　　　d. 切削効率がよいから イ
b. 安定しているから ア　　　　e. 安定しているから イ
c. ねらいをつけやすいので ア　　f. ねらいをつけやすいので イ

---

### COLUMN

**ラウンドバーの大きさ表示**

　ラウンドバーの大きさは「1/2」とか「2」とかの番号でよばれています．これはそのまま直径に比例しているわけではありません．
　一方，ISO規格は，直径を表しています．

| USA番号 | #1/4 | #1/2 | #1 | #2 | #4 | #6 | #8 | #10 | #12 |
|---|---|---|---|---|---|---|---|---|---|
| ISO規格 | 005 | 006 | 008 | 010 | 014 | 018 | 023 | 027 | 033 |
| 直径(mm) | 0.5 | 0.6 | 0.8 | 1.0 | 1.4 | 1.8 | 2.3 | 2.7 | 3.3 |

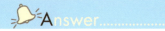

 **正答** d.「切削効率がよいから**イ**」, e.「安定しているから**イ**」.

**解説**

ラウンドバー・ポイントの先端（赤い点）には切削能力がほとんどありません．したがって，ラウンドバー・ポイントを切削する面に垂直に当てても（**ア**），切削効率は非常に低いです．必ずイのように傾けて切削します（＝d.「切削効率がよいから**イ**」）．

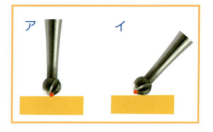

インプラント埋入の起始点を骨表面にラウンドバーでマークする際も，**ア**のようにすると，バーが滑って安定しません．

また**ア**では，微妙な当たり方によって，下図のようにブレの方向が急に変わり，バーが滑ってしまう危険性があります（青い点が当たっているところ）（＝e.「安定しているから**イ**」）．

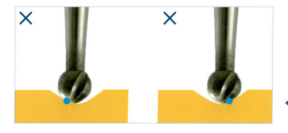

◀ラウンドバーの滑り

一方，当てるところをねらいやすいのは，**ア**のように垂直に当てる場合です（＝c.「ねらいをつけやすいので**ア**」）．

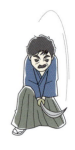

# Q07 常温重合レジンの準備

人工歯が脱落し，再装着するために**常温重合レジン**を**パイル皿**上に準備しました．
## 問題点は何でしょうか？

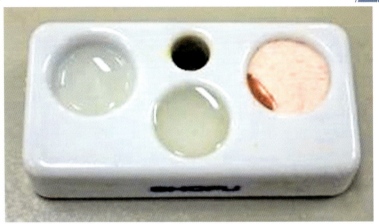

a. 真ん中に液を入れた
b. 液が少なすぎる
c. 液が多すぎる
d. 粉が多すぎる
e. 粉が少なすぎる
f. 置いた台が揺れた

## COLUMN

### 消耗品の節約

　診療に必要な消耗品の費用の節約は重要です．
　右図は，診療終了後の残骸です．残った量が非常に多いです．1本の増歯用に使われたものです．200円ではすみません．
　私が院長なら，余った材料を戻したくなるでしょうね．または，代診の給料から天引きするか．
　ちなみに上の設問の下のパイル皿に入れたぐらいの量でも60円ぐらいです．

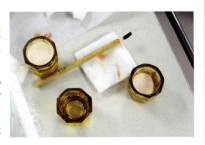

part 2　基本操作

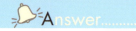

**正答** c.「液が多すぎる」

**解説**

右の**ア**は標準的な即時重合レジンの準備です．これで60円ぐらいです．

液は少し少なめで，粉末は多めです．液を少なめにしておくと，多少の揺れでは，液が粉まで伝わりません．真ん中のくぼみは「筆洗い用」です．

液が多めだと，振動で液が粉末に伝わってしまいます（**イ**）．筆洗い用の液には徐々にポリマーが溶けるため，粘稠になります．そうなった際は，液をガーゼなどで吸い取って，拭いてから，新しい液を入れます．

粉末が少なすぎると，液の付いた筆が内面に接してしまい，筆ではなく，壁面に残ってしまいます（**ウ**）．これはだんだん成長するので，早めに取っておかないと，材料が無駄になります．

したがって，粉末は多めに必要です（**エ**）．液は，少なくなれば補充すればすみます．

いずれにしても，ダッペングラスで使うことは無駄が多いです．

結論として，「**液は少なめ，粉は多め**」です．

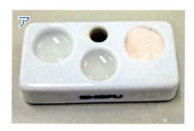

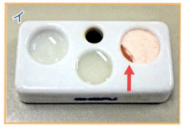

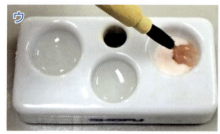

▲粉末が少ない．

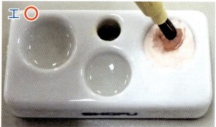

▲粉末が多め．

# Q08 ピンセットのグリップ

デンスポットを塗布する際，
## ピンセットのグリップで正しいのはどちらでしょうか？

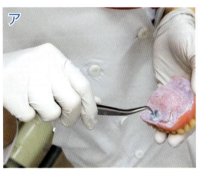
ア

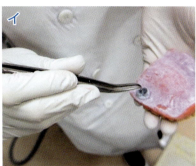
イ

a. **ア**が正しい
b. **イ**が正しい
c. 両方とも正しい
d. 両方とも誤り

---

### COLUMN

**ピンセットの基本的使用法**

どちらが，滑って落としそうでしょうか？
考えればわかることですよね．

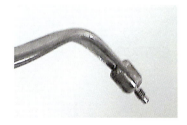
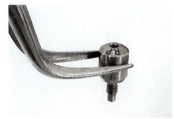

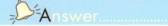

**正答** d.「両方とも誤り」

**解説**

右図のアおよび下図のαをパームグリップといいます．

強い力を発揮できます．

基本的には指や手首は固定し，腕全体を動かします．

これで5mmぐらいのストロークを行うことは難しいです．

イ，βをペングリップといいます．

発揮できる力は弱いですが，細かなコントロールができます．腕は動かさずに，手首や指を動かします．

ただし，イ，βには少し問題があります．正しくは，下図のγがペングリップです．

イ，βでは指先だけで動かすことはできません．手首しか動かせません．

γのように持つと，指先だけでもコントロールできます．また，動作がスマートです．

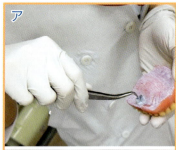

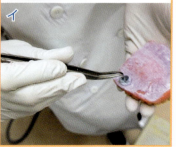

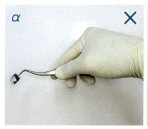

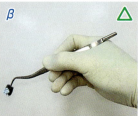

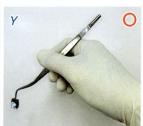

# Q09 口唇の排除

**1** 支台歯形成時の**口唇の排除法**として，アがイに比べて

## 優れている点は何でしょうか？

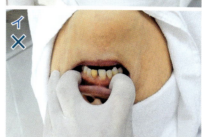

a. 安定感
b. 広い範囲
c. 術者の安全
d. 患者の苦痛
e. 頭部の固定
f. 少ない疲労
g. 広い応用部位
h. フィンガーレスト

---

### COLUMN

**タービン使用時の口唇の排除**

αでは，水が口腔外に出ます．また口唇を傷つけるリスクもあります．
βでは口唇を「上」ではなく「外側」へ排除しており，水が口腔外に出にくいです．
また，口唇を傷つけるリスクも少ないです．

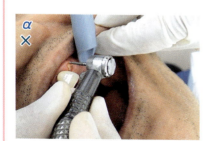
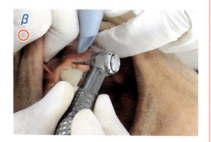

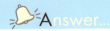

**正答** c，g．

**解説**

✗ a．「安定感」は**イ**が優れています．**ア**ではミラーが滑って危険です．

✗ b．「広い範囲」は**イ**だと 3+3 ぐらいですが，**ア**だと 1〜3 ぐらいです．

▶○ c．「術者の安全」は**ア**が優れています．左指を怪我する危険性は少ないです．

✗ d．「患者の苦痛」は，**ア**ではミラーか軟組織に当たって痛いことがあります．当たっている強さを感じにくいです．

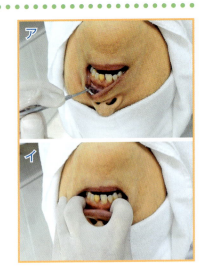

✗ e．「頭部の固定」は**イ**が優れています．患者さんが急に頭を動かしても対応できます．

✗ f．「少ない疲労」は**イ**でしょうか？ **ア**では強い力が必要です．

▶○ g．「広い応用部位」は**ア**です．後方歯では**イ**は困難．

✗ h．「フィンガーレスト」は**イ**がよいです．左手の指も，右手用のフィンガーレストにできます．

したがって，正答は c，g です．
私は可能なところは**イ**で行うようにしています．患者さんの危険の減少を，術者の安全より優先します．
しかしこれまで，支台歯形成時に自分の指を傷つけたことはありません．

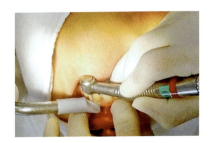

# Q10 下顎前歯部の形成

3|3 残存で，|3 の**根面板形成中**です．
ミラーで**口唇を排除**しています．
バキュームはアシスタントに任せます．

## 問題点は何でしょうか？

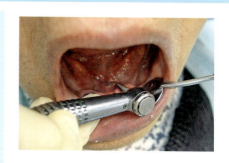

- a. 口唇の排除
- b. 口唇の保護
- c. 舌の排除
- d. 舌の保護
- e. 下顎の固定
- f. フィンガーレスト
- g. 粘膜の疼痛

---

### COLUMN

#### 浸潤麻酔時の問題点

α，β では，左手はミラー，右手は浸潤麻酔注射器を持っています．手が患者さんに触れていません．この場合，
- 患者の不意の動きに対応できない
- 患者は閉口筋に力を入れなければならない

という問題があります．

右手は脇を締めてください．安定します．また，注射筒は唇や頬粘膜に触れると，「力を入れたときの震え」が患者さんに伝わります．患者さんは，歯科医師が緊張して震えていると錯覚します．

注射筒は γ のように側面を左手の指で支えて安定させます．骨内にグサッと刺入しすぎないための防止策にもなります．

自身の安全のために，「なるべく左手は患者さんの口腔内に入れない」という方もいらっしゃいますが，私にはどうもピンときません．

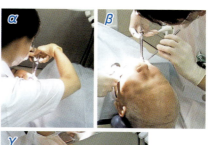

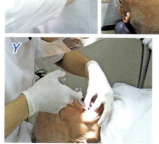

正答 a〜g すべて．

ミラーでは，顎堤粘膜に当たると痛いです．また，不安定です．

さらに，下顎が動くことに対応できません．

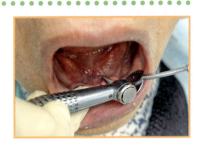

さらに**ア**のような場合には，舌が挙上すると口腔底を傷つける恐れがあります．実際に，この患者さんには口腔底を傷つけた痕があります．

私のやり方は，
・左手親指で舌を排除
・左手人差し指で口唇を排除
・残りの3本の指で下顎下縁を把持
です．これだと，
・舌や口唇の排除が十分
・下顎がふらつかない
・患者の疼痛（ミラーの接触による）がない
・フィンガーレストに使える
という利点があります．

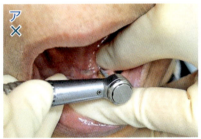

ただし左手は疲れます．しかし安心感は何物にも代えがたいです．左手を鍛えましょう．

左手の指で口唇を排除するときには，指を前庭部に入れただけでは不十分です．たとえば，上口唇を排除するには，**イ**のようでは固定が不安定なうえに，鼻孔がふさがれます．

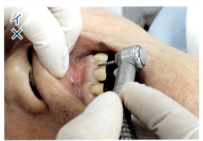

さらに，注水が口腔外に飛散しやすいので，**ウ**のようにするのが適切です．

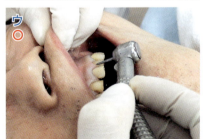

## Q11 咽頭部の見え方

このような患者さんは要注意です．
**安静時には咽頭部が見え，吸気時には咽頭後壁が見えます．**
**どの操作時に注意が必要でしょうか？**

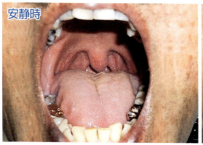

安静時

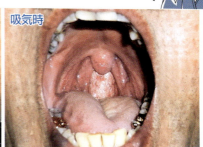

吸気時

a．歯内治療
b．支台歯形成
c．修復物試適
d．印象採得
e．咬合採得
f．抜歯

---

### COLUMN
**口腔内・咽頭部にものを落としたとき**

　口腔内・咽頭部に何かを落としたときの対応です．
　患者さんはびっくりして起き上がりそうになりますが，絶対に患者さんの上体を起こしてはいけません．
　まず，顔を，落とした側に向けてもらいます．上体をユニットの外に出し，頭をユニットの床面より下に下げます．それで，強い呼気を出させると，うまくいくと出てきます．

# Answer

**正答** a, b, c, d, f（eの「咬合採得」以外すべて）.

**解説**

このような患者さんは，口腔内に水をためることができません．注水下での処置は要注意です．

また，口腔内に修復物・抜去歯などを落下させた場合には，非常に誤飲・誤嚥を生じやすいです．通常以上の誤飲・誤嚥対策が必要です．

（この写真は，実は私です．以前インレーを誤飲したことがあります．夏の暑い時期でしたが，4日目に出てきました！ 歯科医院に報告に行ったら，煮沸消毒して装着してくださいました……）

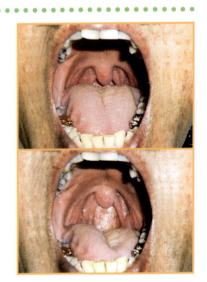

また，吐気反射も起こしやすいですので，印象採得時も要注意です．
＊「おえー」となるのは吐気反射です．実際に嘔吐したら「嘔吐反射」です．

■誤飲・誤嚥対策＊
- 口峡部・舌根部にガーゼを置く．
- 坐位で行う．
- ピンセットで修復物を挟まない．
- 修復物にフロスを結ぶ（撤去用ノブなど）．
- 修復物にアンワックスのフロスを接着する．

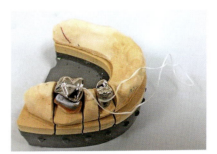

▲ゲルタイプの瞬間接着剤を使用した試適・装着時（装着後にスケーラーで除去）

---

＊参考）Nakajima, M. and Sato, Y.：A method for preventing aspiration or ingestion of fixed restorations. *J. Prosthet. Dent.* ,92：303, 2004.

## COLUMN

### 加熱した器具の挿入

　加熱したプラガーを口腔内に挿入しているところです．どうしてもラバーダムが使えない場合です．

　**ア**は危険です．**イ**のほうがよい点は何ですか？
a．下顎の固定
b．舌の保護
c．下口唇の保護
d．頬粘膜の保護
e．上口唇の保護

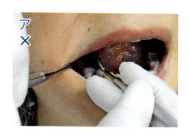 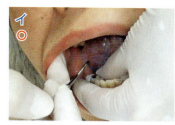

**解説**

　正答は「すべて」です．

　熱い器具が軟組織に当たると火傷を生じます．また，接しなくても，近づいただけで，熱感を生じ，患者さんはびっくりします．その際に急に動くと，さらに傷害を生じることもあります．

　軟組織を大きく排除すると同時に，「少し熱いかもしれませんよ」と事前通知しておくことが必要です．また，器具を必要以上に熱しないことも重要です．

a．下顎の固定：右は左手の薬指と小指で下顎下縁を固定しており，下顎が安定します．急な動きを防げます．
b．舌の保護：左手親指で舌を排除しています．
c．下口唇の保護：左手人差し指で下口唇を排除しています．
d．頬粘膜の保護：右手の薬指で頬粘膜を排除しています．ミラーよりも広範囲を排除できます．
e．上口唇の保護：右手の薬指で上口唇を排除しています．下顎に眼がいきがちで，上口唇に器具が近接しやすいので，特に有効です．

　ミラーでは温度を感じないので，自分の指を使うほうがよいです．また，指のほうが安定します．なるべく左手を有効に使いましょう．

# Part 3
# 修復処置

## Introduction

　歯冠修復用の材料や技術は日進月歩です．それぞれの使用マニュアルを十分に理解することが重要です．同じような材料でも，推奨される使用法が異なります．たとえば，デュアルキュア型レジン系セメントに関して，余剰セメントを除去するときは光照射するのが普通ですが，光照射をしてはならない製品もあります．
　またCAD/CAMの普及やファイバーポストの保険導入など，新技術も広がっています．これらも，基本的な理解のもとで適切に使用しないと，十分には性能を発揮できません．「CAD/CAM冠がすぐ割れる・外れる」のは，基本に忠実ではないからです．

　本パートでは，インレー，メタルコア，レジンコア，クラウン，ブリッジの操作における基本的な共通術式における秘訣を紹介します．
　なお，撤去は重要な項目ですが，その器具や基本的術式だけでも1冊のボリュームになるため，他書*をご参照ください．

### COLUMN

**加熱した器具；雑用エキスカ**

　仮封剤であるストッピングの除去には，「雑用エキスカ（ベーター）」を「熱して」使用されることがあるようです．

　「雑用エキスカ」というものは売られていないと思いますし，商品名にもないと思います．切れ味の悪くなったエキスカを称しているのでしょうか？　間違えて熱してしまったエキスカはその時点から「雑用エキスカ」に化すのでしょうか？
　ちなみに"雑用エキスカ"で，Yahoo検索すると，ざっと25件（よく似たページをまとめると14件）．トップに出たのは，「東京医科歯科大学の医歯学教育システム研究センター」．そうか，ここが出元だったのですか．
　エキスカを熱すると，熱処理が行われてしまいます．急冷したり放冷したりするので，制御できません．焼き鈍し，焼き戻し，焼き入れ，焼きならしなどが生じます．特にネックの細いエキスカだと，くにゃくにゃに曲がったり，破折したりして危険です．

*参考）『美しい撤去』

# Q12 インレーの問題点

## このインレーの問題点は何でしょうか？

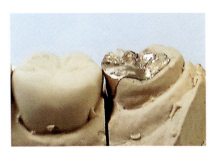

a. 適合
b. 研磨
c. 辺縁隆線
d. コンタクトポイント

---

### COLUMN

**輪にしたフロスの活用**

　フロスを歯間部に使う場合は，輪っかにして結ぶと，指に巻き付けて使うよりも短くてすむし，操作性もよいです（❶，❷）．

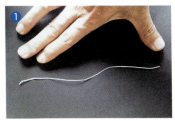

▲18〜20cmぐらい切る

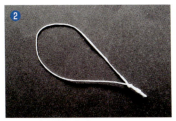

▲2回結んで輪にする

　なお，フロスを歯間部に入れる際は，補綴装置は必ず押さえた状態で行ってください．私は左手の人差し指でクラウンを押さえた状態でフロスを通しています．
　引き抜くときだけではなく，入れるときも押さえておいてください．そうしないと，反動でクラウンが外れる場合があるし，しっかり入っていない状態で検査してしまう場合があるからです．

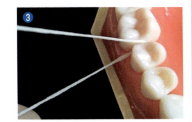

▲フロスの引き抜き

　フロスを抜く際は，❸のように，横に抜いてください．セメント合着直後だと，真上に抜くと補綴装置が外れる方向で，危険です．
　フロスを輪にしておくと，片手でクラウンを押さえて，もう一方の片手でフロスを操作できます．
　コンタクトの部分の硬化したセメントは完全に除去してください．

正答　a〜dすべて.

解説

a. 適合性についても調整が必要です．実体顕微鏡下での調整を行ってください（実は，上図は，削りかすにより浮き上がっていたのですが）．
b. 研磨も不十分です．
c. 片方だけシャープな辺縁隆線が作られてくる場合があります．

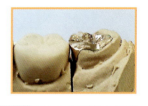

　シャープな辺縁隆線は，食片圧入の原因になる場合もあります．また，フロスが入りにくくなります．
　辺縁隆線を丸めておく必要があります．

d. コンタクトポイントの形態もあまりよくありません．

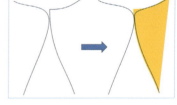

　クラウン・ブリッジのコンタクトの調整には必ずフロスも使用してください．
　コンタクトが弱いところは，コンタクトゲージがわかりやすいですが，強いときの強さは，コンタクトゲージではわかりにくいです（特にインプラントでは安易なコンタクトゲージの使用は危険です．動揺がないので）．
　フロスによるコンタクト強さのチェックは，他の部位のコンタクトの強さと比較しながら行ってください（特に動揺歯）．適度な抵抗で「パチン」と抜けるぐらいがよいです．
　コンタクトが強すぎる場合は，咬合紙を介在して，クラウンを出し入れすると，強く当たっている部位が明記されます．

## COLUMN

**輪にしたフロスの持ち方**

　左右の人差し指と中指の4本で四角く持ちます．人差し指は，指の側面ではなく，指先にかけます（❶）．
　口腔内で歯間部に通す際は，4本の指で引っ張った状態で使います（❷）．
　場合によっては，外側の手では，人差し指の代わりに親指を使ったほうが安定します．

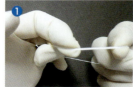
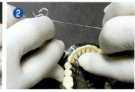

# Q13 クラウンとポストの撤去

この症例の 3̄| に背の低い**根面キャップ**を装着予定です．**撤去**はどうしますか？

## 必要な器具をすべて順番に選びなさい．

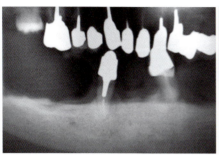 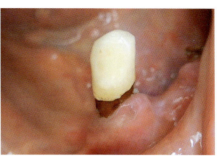

a. ダイヤモンドポイント
b. カーバイドバー
c. 鉗子
d. リトルジャイアント（合釘抜去器）
e. リムーバー
f. ドライバータイプの撤去器具

---

### COLUMN

**撤去用のドライバー**

工具のドライバーは医療用器具ではありません．撤去には，ドライバータイプの医療用器具をお使いください．

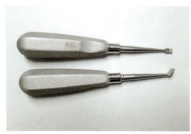 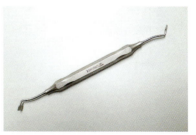

▲リムービングドライバー（YDM）　▲クラウンリムーバー（ヨシダ）

a.「ダイヤモンドポイント」→ f.「ドライバータイプの撤去器具」

まずは撤去すべき修復物の材質を判断します．ここで撤去するのは，メタルボンドクラウンとメタルコアです．

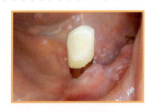

いくつか方法があります．
　私のおすすめは，まずダイヤモンドポイントでマージンの歯質を水平に削ります（頰側の180°ぐらい）．このとき，ポストは削りません．
　次に，ドライバーを頰側の溝に差し込んで（ア）回転させます．すると，簡単にコアごと撤去できます（イ）．
　ちなみに，3 も同様に撤去できます．

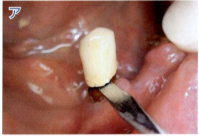

　このような場合，口唇と舌の排除が大切です．
　左手の人差し指で口唇，親指で舌を排除します．残った3本の指は下顎下縁に当てて，下顎を固定します．

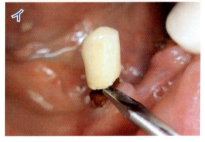

　このようにすると，安定して，安全な撤去・形成ができます．ミラーによる口唇の排除は不安定で，患者さんの疼痛もあります．

**左手をもっと活用してください．**

# Q14 メタルコアの撤去①

<u>5</u>｜二次う蝕により内冠とコアを撤去し，磁性アタッチメント用の**根面キャップ**作製を計画．

## メタルコアの除去にはどの器具を使いますか？

a. 衝撃タイプ
b. ドライバータイプ
c. 鉗子タイプ
d. 特殊タイプ
e. 兼松式合釘鉗子
f. リトルジャイアント（合釘抜去器）

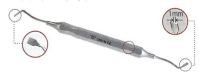
初診時パノラマX線写真の一部

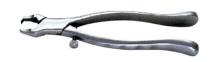
内冠撤去後の口腔内

a. 衝撃タイプ
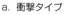

b. ドライバータイプ
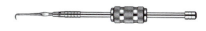

c. 鉗子タイプ
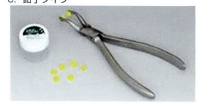

d. 特殊タイプ

e. 兼松式合釘鉗子
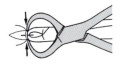

f. リトルジャイアント
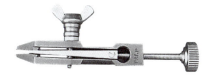

▲歯冠修復装置撤去用器具

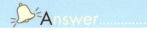

正答　b，f，(d，e)．

解説

　コア撤去は難しいです．歯質を保存し，リスク・苦痛を減らし，短時間で行うことが重要です．

✕ a．**衝撃タイプ**は，コアでは少し難しいです．患者さんの苦痛が大きいです．

▶◯ b．**ドライバータイプ**は，水平な溝を入れて使いますが，歯質の厚さが重要です．

✕ c．**鉗子タイプ**は無理でしょう．

△ d．**特殊タイプ**も歯質がかなり必要です．

△ e．**兼松式合釘鉗子**も歯質がかなり必要です．

▶◯ f．**リトルジャイアント**は歯質が必要です．

具体的には以下のようにしました．

　まず，全周にわたって水平な溝を入れました（❶，❷）．ただ，十分な歯質がないので，ドライバーは無理でした．

　次に，歯冠部を直径2〜3mmに削り，リトルジャイアントを合わせたのですが，頰側の突起がなかなかうまく歯面に当たりません（❸，❹）．そこで光重合のコンポジットレジンを先端に盛り（❺），力が歯面にうまく伝わるようにして（❺），リトルジャイアントのノブを軽く回すと，取れてきました（❻〜❽）．

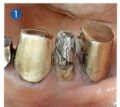

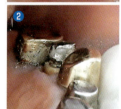

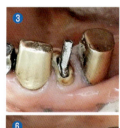
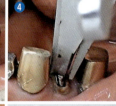
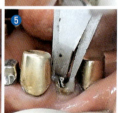
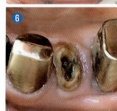
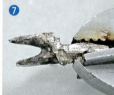
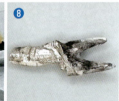

　リトルジャイアントは軽い力で回すことが肝心です．抜去歯で練習してから使ってください（抜去歯にレジンコア用のポストを合着して撤去してみるとよいでしょう）．

# Q15 メタルコアの撤去②

本症例の 3| のメタルコアを撤去する際,
## どの器具を使いますか？

a. カーバイドバー
b. ダイヤモンドポイント
c. 衝撃タイプ
d. ドライバータイプ
e. リトルジャイアント
f. 合釘抜去鉗子
g. くさびタイプ
h. 兼松式合釘鉗子
i. ポスト把持タイプ

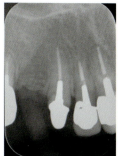
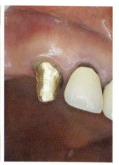

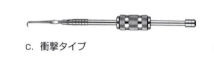
c. 衝撃タイプ

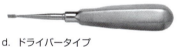
d. ドライバータイプ

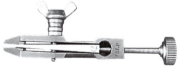
e. リトルジャイアント

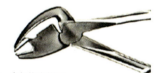
f. 合釘抜去鉗子

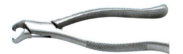
g. くさびタイプ

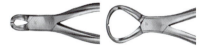
h. 兼松式合釘鉗子

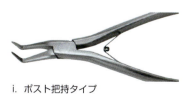
i. ポスト把持タイプ

▲歯冠修復装置撤去用器具

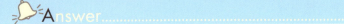

 a.「カーバイドバー」→ d.「ドライバータイプ」

 　撤去にはセンスが必要です．安全で，要領よく，患者の負担が少ない必要があります．力学的センスが必要です*．

　実際に行った手順です．まず a の**カーバイドバー**で近心から頬側に水平な溝を入れます（❶）．次に，d の**ドライバータイプ**の先の角を，強い歯質に当て，もう片方の角をコアに掘った溝に当てます（❷）．決してパワーは必要ではありません．軽い力で外れます．

　撤去方法は，ポスト長さ，太さ，適合，カリエス，歯周疾患など，いろいろなファクターを総合して決定します．

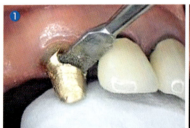
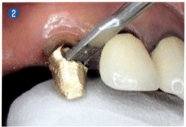

▲ドライバータイプを入れ（❶），回転させると（❷）……

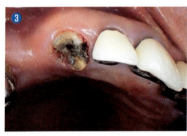
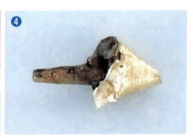

▲簡単に撤去できた（❸，❹）．

*参考）『美しい撤去』

# Q16 TECの脱離

TEC（テンポラリークラウン）がこのように脱離しました．
## 原因は何でしょうか？

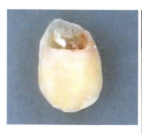
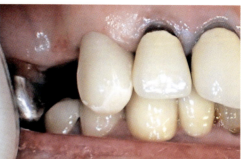
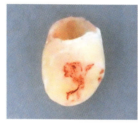
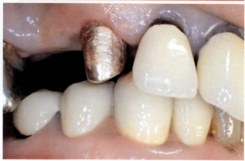

a. 適合
b. 合着材
c. 合着方法
d. 義歯
e. 咬頭嵌合位
f. 側方ガイド

# Answer

**正答** a〜fすべて．

**解説**

すべて関係します．
ただし，この症例では，特にd（義歯），f（側方ガイド）が関係します．
クラスプがかかっていれば，d（義歯）が問題です．維持力をかなり弱めておいて，義歯着脱時にTECを押さえた状態で行う必要があります．
e（咬頭嵌合位）が悪いと，患者さんはすぐ気づきます．
f（側方ガイド）が問題です．

側方運動を行わせると**ア**，**イ**のようになり，TECは外れます．

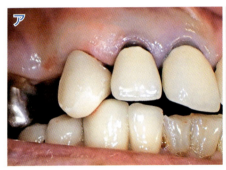
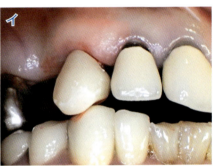

TECを指で押さえた状態で軽く側方運動を行うと，**ウ〜オ**のようになります．

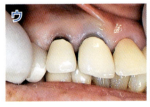
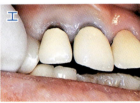
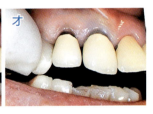

この例では，TECなしでは5|がガイドしているので，TECにもそれを障害しないような咬合を与えないと，すぐに外れます（**カ**）．TECの咬合調整（特に側方運動）もきちんと行いましょう．

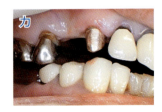

# Q17 外れにくいTEC

## このようなTECは外しにくいです.
## その理由は何でしょうか.

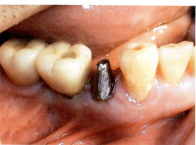
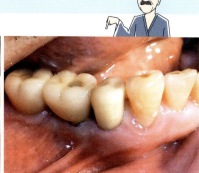

a. 高径が高い
b. テーパーが小さい
c. 支台歯表面が粗糙
d. TECが厚い
e. 後方歯がインプラントである

## COLUMN

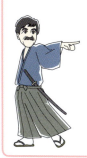

### 予約外の再来

　予約外の再来の多くは，TEC脱離です.
　すぐ外れると，患者さんは歯科医師に不信感を持つし，余計な時間を取られます．かといってTECを外れにくくしておくと，撤去時に時間がかかるうえに，苦痛を与えます．場合によっては，合着してあるコアまで脱離してくることもあります．
　TECの合着を適正な強さにすることは，診療効率の向上だけではなく，患者さんの信頼感に通じます．

## Answer

**正答** a, c, d, (e).

**解説**

- ○ a.「高径が高い」➡ 咬合高径が高い支台歯は，維持力が強いです．特に支台歯が細いと，その傾向が強いです．高さと直径の比が重要です．
- × b.「テーパーが小さい」➡ テーパーが小さいと，維持力は大きくなります．ただし本例では，決してテーパーは小さくありません．
- ○ c.「支台歯表面が粗糙」➡ 支台歯表面が粗糙だと，維持力が大きくなります．ただし，適合は悪くなるので，望ましいことではありません．滑沢にすべきです．
- ○ d.「TECが厚い」➡ TECが厚いと，撤去時に剛体であり，たわまないので撤去しにくいです．咬合時にたわまないのでセメント層の破壊も生じにくく，脱落しにくいです．
- △ e.「後方歯がインプラントである」➡ 隣在歯がしっかりしている（インプラント）と，咬合力が分散されます．強い機能力がかからないので，外れにくいです．ただし，外しにくさは同じです．

本症例では，TEC撤去時にコアが外れてきました．その対策としては，
- TEC内面を1層削り，セメント層を厚くする．
- 仮着用セメントをマージンだけにつける．
- TECに撤去用の水平な溝をつける（右図．近心頬側歯肉寄り）
- TEC内面に垂直な溝を掘って，薄いところを作っておく（右図）．∴撤去時に外面から溝が透けて見えるので，切れ込みを入れやすい（←本例では頬側の軸面に垂直に溝があります．透けて見えています）．

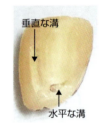

垂直な溝

水平な溝

### COLUMN

**TECが外れやすい原因と対策**

- 支台歯のテーパーが大きすぎる ➡ 対策なし．
- セメントの強度不足 ➡ セメントの種類を変える．場合によっては最終合着用セメントを使用する．
- 仮着時のセメント不足 ➡ セメントを十分量使用する．
- 合着時の支台歯の湿潤 ➡ 乾燥させる．
- 咬合干渉 ➡ 前方・側方運動時の干渉を除去する．
- 義歯の支台歯 ➡ クラスプの維持力削減，または，義歯とTECを一体化する．
- 内面の適合不良 ➡ 内面の適合の合わせ直し．

対策はこれらの他にもあります*．

*参考）『美しい撤去』

# Q18 仮着したクラウンの撤去

**仮着クラウン**を**撤去**したところ，
**コアごと脱離**しました．
## 原因は何でしょうか？

a. ポストが短い
b. コアの適合不良
c. コアの接着強度不足
d. 仮着が強すぎる
e. 撤去時の衝撃が強すぎる

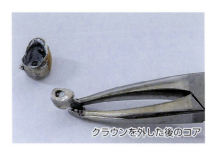
クラウンを外した後のコア

クラウンを仮着します．
　口腔内から撤去するとき（右図は模型上でのデモ）はリムーバーの先端を右の**イ**のように当てると安定します（**ア**では不安定）．もちろん，頰舌側から指で挟み込みます．
　「カン，カン，カン」とリズミカルに衝撃を与えます．3回目を強くします．このようにしてクラウンを撤去した際，本症例ではコアごと外れてきました．

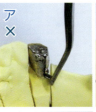
ア ×

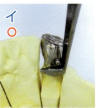
イ ○

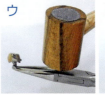
ウ

エ

　このクラウンからコアを撤去するには，ポストを鉗子で挟み，鉗子を木槌で叩きますが，右の**ウ**，**エ**のどちらがよいかは明確ではありません．
　**ウ**では，打撃した瞬間に引っ張り応力を生じます．
　**エ**では，打撃した瞬間は圧縮応力ですが，その後，慣性力で引っ張りを生じます．

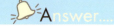

**正答** (a, b), c, d, (e).

**解説**

△ a.「ポストが短い」, b.「コアの適合不良」➡ 可能性がありますが, 本例では違います.

▶ ○ c.「コアの接着強度不足」➡ これはありえます. ポスト内に十分なセメントが残っていませんでした.

▶ ○ d.「仮着が強すぎる」➡ 最も可能性が高いのはこれでしょう. クラウン内面全体にセメントが残っています. 適合のよいクラウンの仮着は, マージン付近だけにセメントを付けます.

△ e.「撤去時の衝撃が強すぎる」➡ 歯を傷めます.

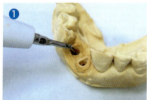

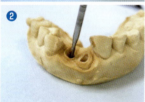

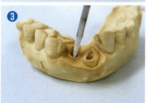

さて, このようにコアが脱離した場合, コアを再装着しますが, コアを口腔内に試適する前にポスト孔内を清掃してください. セメントが残っていると適合不良となります.

まず, 超音波スケーラーを使います. なかなか先端まであたりませんが, 角度を変えて行います（❶）.

その後, 形成に使用した根管バーを手に持って挿入し, 左右に回します. 根管壁全周に当たるように軽く傾けながら回します（❷）.

その後, 洗浄し, 形成したものより1つ下のサイズの根管バーに綿栓を巻き付けて根管内を拭き取ります（❸）.

歯間ブラシのようなコントラ用の清掃器具も売られています（❹）.

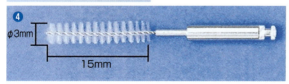

ポストとクラウンは, 実体顕微鏡で観察し, セメントの残留などがないことを確認してください. ポストとクラウンを支台歯に戻し, 浮き上がりがないことを確認します.

その後サンドブラストをかけて, 通法に従い表面処理を行って装着します.

# Q19 細いポストの印象

2̄のコア形成を行い，
#1の根管バーで**根管形成**を行い，
**レンツロ**を用いて**印象採得**を行ったところ
ポスト孔の先端まで印象できませんでした．

## 考えられる理由は？

a. スクリューバーの未使用
b. 印象材の不足
c. レンツロの時間不足
d. レンツロの回転不足
e. 印象材のちぎれ
f. 出血のコントロール不良

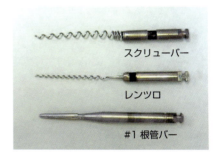

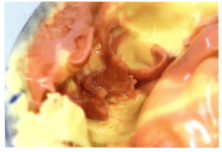
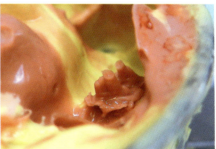

なお，再印象しました（出血も少ないです）．

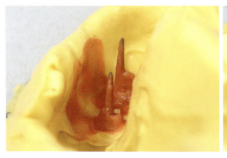
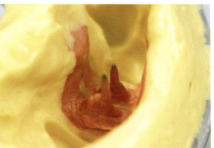

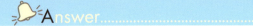

**正答** c, d, (e), f.

**解説**

通常のポスト孔の印象には，レンツロではなく，スクリューバーを使います。

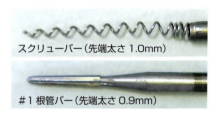

スクリューバー（先端太さ1.0mm）

#1 根管バー（先端太さ0.9mm）

✕ a.「スクリューバーの未使用」でこのようになりやすいです。

ただし，今回は#1の根管バー（先端太さ0.9mm）なので，スクリューバー（先端太さ1.0mm）は先端まで入りません．スクリューバーが使用できるのは，#2の根管バーで形成したときより太い場合のみです．

✕ b.「印象材の不足」も考えられますが，周囲への印象材のあふれから見て，この場合はないでしょう．

▶○ c.「レンツロの時間不足」はあります．実際には3秒程度であったようです．

▶○ d.「レンツロの回転不足」もあります．実際には最低速回転（60回転／分）だったようです．これだと，印象材が1mm進むのに1秒かかります．

△ e.「印象材のちぎれ」ではないように見えます．気泡があるとちぎれることもありますが，本例では，気泡があったように見えます．

▶○ f.「出血のコントロール不良」も考えられます．出血がポスト内に溜まっていると，先端まで印象がとれないことがあります．

　通常は，レンツロを低速回転200〜300回転／分で，5秒程度使うのがよいでしょう．
　#2や#3の根管バーで形成した場合にはレンツロではなくスクリューバーを用います．

＊再印象の際は，ポスト孔内にちぎれた印象材が残っていないことを確認！

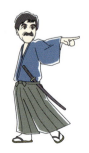

# Q20 メタルコアの問題点

## このメタルコアの問題点は何でしょうか？

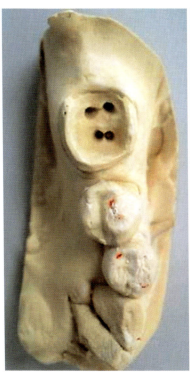
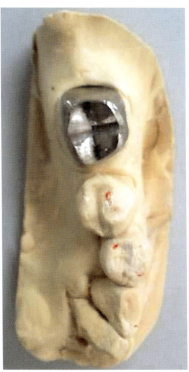

a. 支台歯形成の鋭縁
b. 石膏の気泡
c. 遠心マージンの不鮮明
d. 模型のトリミングなし
e. オーバーマージン

**正答** a〜eすべて．

**解説**

a.「支台歯形成の鋭縁」があるため，b.「石膏の気泡」ができています．

また，c.「遠心マージンの不鮮明」で，d.「模型のトリミングなし」なので，e.「オーバーマージン」になっています．

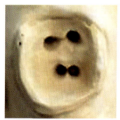

メタルコアでも，歯肉縁下にマージンがある際は，トリミングをしてもらってください．

マージンが不明な場合は，主治医がトリミングを行ってください．**イ**のようにトリミングが行われていないと，**ア**のような状況を生じやすいです．

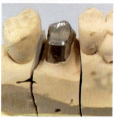

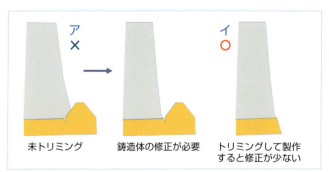

トリミングする際は大きめのラウンドバーを使用し，右図のような当て方で，実体顕微鏡下で行ってください（咬合面観）．

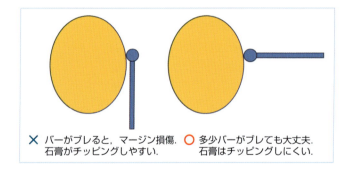

# Q21 コアが低くなった理由

このように**コアのための咬合採得**を行い，コアを製作したところ，**口腔内で非常に低くなりました．**

## 考えられる理由はどれですか？

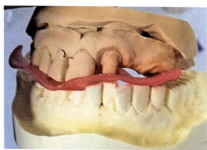
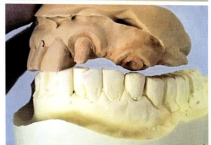
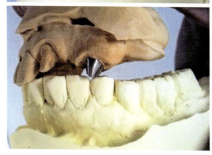

a. 印象後の歯の挺出
b. 印象後の下顎位の変化
c. パラフィンワックスの使用
d. 咬合採得のミス
e. 咬合床の不使用

Answer

**正答** d.

**解説**

✗ a.「印象後の歯の挺出」はまず生じません．

✗ b.「印象後の下顎位の変化」も少ないでしょう

✗ c.「パラフィンワックスの使用」も違います．
「パラフィンワックスによる咬合採得は誤差が大きい」と考えられてしまいますが，使い方が間違っています．シリコーンバイトはより誤差が大きくなることがあります（→Q32参照）．

▶ ○ d.「咬合採得のミス」が正答です．
|2 と |4 の部分がきっちりと咬合採得されていません．補綴部分をしっかりかませることが重要です．

術式の例を示します（下図）．

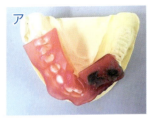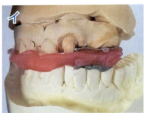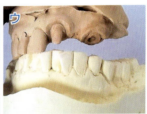

クリアランスがある部分には，パラフィンワックスを厚くします（**ア**）．

その後，アルーワックスでしっかりとかませます（**イ**）．軟組織に当たっているワックスは削ります．

これで咬合器装着したのが**ウ**です．

この状態で，低い咬合位で作製されたコアを入れてみると，**エ**のようになります（テーパーが大きすぎるのも問題ですが……）．

※最後方部の複数のクラウンやブリッジのときの咬合採得も同様です．

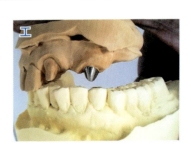

✗ e.「咬合床の不使用」は確かに考えられます．この症例では使用することも一考です．ただし，不安定な咬合床はかえって精度を悪くします．

# Q22 分割コアの問題点

根管の方向が異なる場合には,分割コアを製作することがあります.

## この分割コアの問題点は何ですか？

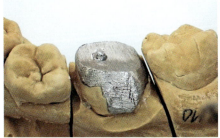
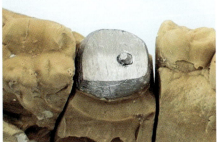
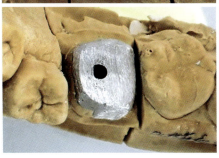
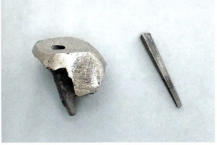

a. マージン部の形態
b. ラインアングルの形態
c. テーパー
d. ポスト自体の形態
e. ポストヘッド部の形態

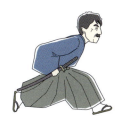

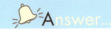

> **正答** a, b, c, e.

> **解説**

▶○ a.「マージン部の形態」がナイフエッジです（**ア**の**α**）．
　さらに，オーバーです．また軸面も丸みを帯びています．

▶○ b.「ラインアングルの形態」がシャープです（**ア**の**β**）．

▶○ c.「テーパー」が大きいです（**ア**の**γ**）．頬側が2面形成になっていません．

✕ d.「ポスト自体の形態」は回転防止もあり，よいでしょう（**イ**）．

▶○ e.「ポストヘッド部の形態」は短いです．
　引き抜くために持つところがありません．またポストを入れるときの回転状態の目安もありません．向きが違うと，きっちりと挿入できません（**ウ**）．

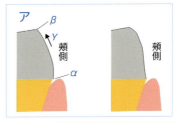

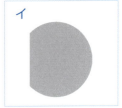

　きちんと入った後は，試適後に外れなくなったので，超音波を当てて浮かせました（**エ**）．
　本来は，**オ**の右のようにすべきです．引き抜くときの引っかかりになります（合着するときの挿入の目安にもなります）．
　本症例では，仕方がないので合着前にマークを付けました（**カ**）．

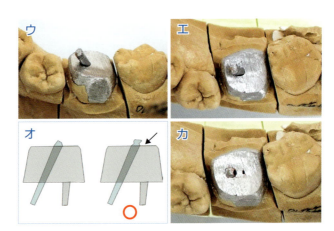

# Q23 コア合着時のセメント塗布

## コア合着の際の**適切なセメントの塗布はどれですか？**

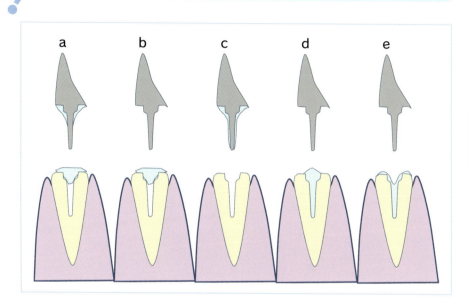

---

### COLUMN

**コア合着の失敗**

　恥ずかしい話ですが、卒直後に、下顎小臼歯の歯冠部歯質のないメタルコアの合着時に頬舌側を逆に合着したことがあります。
　幸い硬化前に撤去できたので、難を逃れましたが、根管内のセメントの除去が大変でした。メタルコアの頬側にマークを付けておけばよかったと後悔しました。

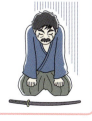

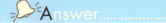

**正答** e.

**解説**

セメントは，ポスト内を充満していて，マージン部までしっかりあることが必要です．簡単な実験を行ってみました（**ア**）．

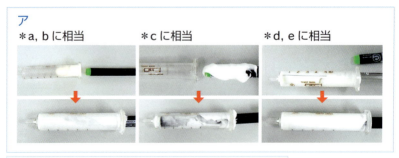

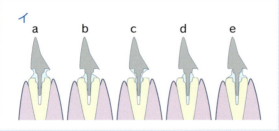

a, bでは，根管内にある程度セメントは入りますが，気泡は残ったままです（**ア**，**イ**）．

cではマージンまでセメントはありますが，根管内には入っていません（同）．

d, eでは根管内にきちんとセメントが入っています（同）．特にeでは，マージンまでセメントが被覆します．

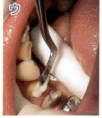
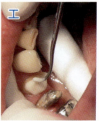

練和したセメントを根面に塗り，根管内には探針などで送り込みます（**ウ**，**エ**）．レンツロやスクリューバーも有用です．

**ただし，口腔内ではセメントは早く硬化するので，要注意！**

# Q24 レジンコアの手順

**既製メタルポスト＋直接法レジンコア**を行います。
近心頬側根（**MB根**）と舌側根（**D根**）に既製ポスト（**ADポスト**）を入れることにして，
D根は＃5ピーソーリーマーで頬側歯質から6mmを形成（少し漏斗状なので先端2mmを形成）し，
MB根は＃4ピーソーリーマーで頬側歯質から4mm形成しました．

## それぞれ，どの規格のADポストを使いますか？

D根
a. 4S ／ b. 4M ／ c. 5S ／ d. 5M ／ e. 5L

MB根
f. 3SS ／ g. 3S ／ h. 4SS ／ i. 4S ／ j. 4M

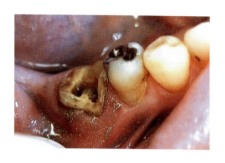

ADポストの規格は，太さが2〜6，長さがSS〜ELまであります．

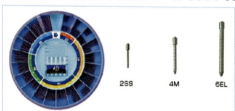

■ADポストの規格

|  | 2 | 3 | 4 | 5 | 6 | 長さ |
|---|---|---|---|---|---|---|
| SS | 2SS | 3SS | 4SS |  |  | 8 |
| S | 2S | 3S | 4S | 5S |  | 10 |
| M |  | 3M | 4M | 5M | 6M | 12 |
| L |  | 3L | 4L | 5L | 6L | 14 |
| LL |  | 3LL | 4LL | 5LL | 6LL | 16.5 |
| EL |  |  |  |  | 6EL | 18 |
| φ | 0.84 | 1.04 | 1.24 | 1.44 | 1.64 |  |
| ピーソーリーマー | #2 | #3 | #4 | #5 | #6 |  |
| 根管バー | #1 |  | #2 |  | #3 |  |

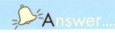

 D根：**a**（4S）または**c**（5S）．
MB根：**g**（3S）．

 　太さについては，あまりぴったりした既製ポストは，セメントが薄くなりすぎて，歯質の応力が集中します．形成に使用したピーソーリーマーより1サイズ細いADポストを使用するのが基本です．ただし，漏斗状などのときは，形成したポストと同じでもよいです．
　長さについては，ぴったりのものがよいです．手当たりしだいに試適することは望ましくありません．ピーソーリーマーの歯の部分の長さが約8mmであることを知っていると，形成した長さがわかります．
　なお，ADポストには1mm間隔の水平な溝があります．

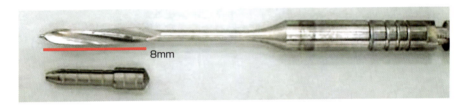

　このことから，本症例では以下のADポストを選択しました．

### \* D根
- #5ピーソーリーマーで頰側歯質から6mm形成（少し漏斗状になっていて，形成したのは先端2mm）．
- 形成6mm＋歯冠部4mmとすると，10mmのポストが適切．
- 太さは形成に使用した#5ピーソーリーマーと同じか，1サイズ細いもの（**a**. 4Sまたは**c**. 5S）．

### \* MB根
- #4ピーソーリーマーで形成4mm＋歯冠部4mmとすると，8mmのポストが適切．
- 太さは形成に使用した#4ピーソーリーマーより1サイズ細いもの（**g**. 3S）．

## Q25 レジンコア用ポスト形成

2⏋に対して，直接法のレジンコアを行うことにしました．
**使用する器具の順序はどうなりますか？**
また，**使用するADポストの長さはどれぐらいですか？**

#1 ピーソーリーマー
#2 ピーソーリーマー
#3 ピーソーリーマー
#4 ピーソーリーマー
#1 根管バー
#2 根管バー
#3 根管バー
#1 ADポスト
#2 ADポスト
#3 ADポスト

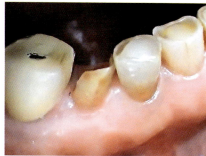

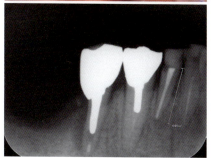

　等長法X線写真のスケールは10.8mmです．

　根管充填は#40まで拡大してあり，歯根中央部での根管の太さ（近遠心的）は約0.7mm（X線写真より），根管孔付近（歯頸部）での太さは1.2mm（同）です．なお，根管はやや唇舌的に扁平な楕円形です．

　Q24（57頁）の表も参考にしてください．

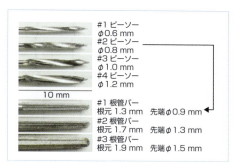

Part 3　修復処置

## Answer

**正答**　「#2ピーソーリーマー」→「#3ピーソーリーマー」→「#3ADポスト(3SS)」．

**解説**

　ポストの長さを決めます．歯根の1/2ぐらいが妥当な感じです．そうすると，ポストの長さは5mm＋歯冠部3mmで8mmとなります．ピーソーリーマーの刃部の長さが8mmです．

　歯根中央部で根管の太さ（近遠心的）が0.7mmで，根管はやや唇舌的に扁平な楕円形なので，ポスト先端部は0.9mmぐらいの太さが必要でしょう．したがって，#3ピーソーリーマー（φ1.0mm）が妥当でしょう．ただ，根管孔付近（歯頸部）での太さは1.2mmなので，実際にφ1mmで形成されるのは，ポスト5mmのうちの2mmぐらいでしょう．

　使用する順序としては，

　#1 ピーソーリーマーは使いません．細すぎるためメインポイントに巻き付いてしまい，引き抜いてしまうリスクがあります．

　まず，#2 ピーソーリーマーで切端から10mm形成し，次に，その長さまで#3 ピーソーリーマーで形成します．このとき，ピーソーリーマーを引き抜きながら少し方向を変えて，ポスト内の根管充塡材をきれいに除去します．超音波スケーラーを使うのもよいでしょう．

　よく照明を当てて，観察し，根管充塡材が残っていないことを確認します．通常は形成したピーソーリーマーより1サイズ小さいADポストを使いますが，本例では，やや漏斗状なので，同サイズの#3 ADポストを使います．長さは8mmの3SSです．

**直接法のレジンコアでは，「根管バー」は使いません！**

　したがって直接法での正答は，【#2 ピーソーリーマー→#3 ピーソーリーマー→#3 ADポスト(3SS)】です．

　一方，本例を間接法で行う場合は，#2の根管バーを使いたいので，

　【#2 ピーソーリーマー → #3 ピーソーリーマー → #4 ピーソーリーマー → #2 根管バー → #3 ADポスト(3SS)または#4 ADポスト(3SS)】となります．

　#1 根管バーで形成した長いポストを印象すると，必ず変形します（石膏の重みで変形します）．#1 根管バーは短い補助的ポストや，楕円形のポスト孔を形成するときに使います．

＊楕円形のポスト孔をアンダーカットなしで形成するのは結構難しいです．

# Q26 レジンコアのポストの長さ

レジンコアの形成を行い、**既製ポスト**を試適しました。
当面は支台歯形成はしないで、欠損部分をコンポジットレジン充塡し、
義歯の支台歯として使用する予定です。

## どのポストが適切ですか？

なお、根管内には#3ポストが約8mm入っています。

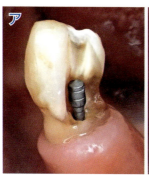
ア

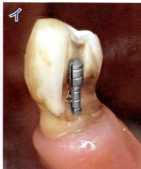
イ

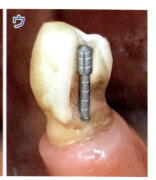
ウ

a. ア
b. アとイの中間
c. イ
d. イとウの中間
e. ウ

**正答** c(イ), e(ウ)

**解説**

**ア**は8mm+4mmで12mm, **イ**は8mm+6mmで14mm, **ウ**は8mm+8.5mmで16.5mmです. それぞれ3M, 3L, 3LLです. この中間の長さはないので, b, dは誤り.

**ア**は明らかに短いのでaは誤り.

**ウ**だと, 支台歯形成の際に少し削る必要があります. 1mm程度削るのは問題ありません. ポストのヘッドの部分は2.5mmぐらいあるので, 2mm削るのは問題です.

ただし, 支台歯のポストが固いクラウンに直接接する(**α**)と, そこばかりに応力が集中し, ポスト先端部に強い応力が伝達します. **β**のようにクラウンとポストとの間にレジンが介在すると, 緩衝され, ポストに直接伝達する応力は減少します.

したがって, 支台歯形成後にポストが咬合面に露出したら, クラウン内面を少しリリーフして作る(**γ**)と, ポストへの応力集中がセメントで緩和されます.

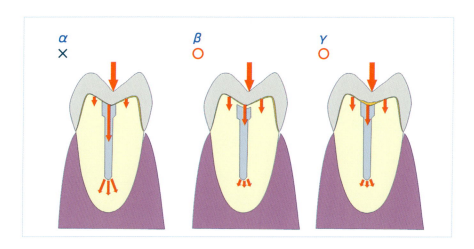

**イ**もかろうじて使用可能でしょう. 本当はdの「**イ**と**ウ**の中間」があるといいですね.

本当は, こんなふうに試適を繰り返さずに決めたいものです(前頁の写真は撮影用です).

## COLUMN

### ピーソーリーマー（ピーソー）と根管バー

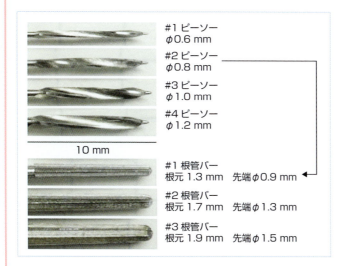

#1の根管バーはよほどのことがないかぎり使いません．印象が変形します．

ちなみに#2の根管バーは#4のピーソーリーマーと対応しています．#1ピーソー→#2ピーソー→#3ピーソー→#4ピーソー→#2根管バーです．

途中に#1根管バーは使いません．#根管バーは，最後にフレアがある際に引き上げながら使用します．

太い根管の際には#6のピーソー→#3の根管バーです．#3のピーソーリーマーの後に#2の根管バーを使用するのは無謀です．

ピーソーリーマーや根管バーをこじって形成するのは間違っています．破折（特にピーソー）やアンダーカット（特に根管バー）を引き起こします．

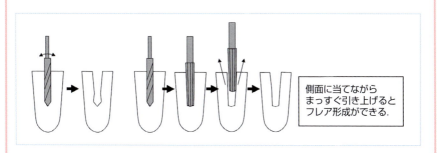

なお，#1や#2のピーソーリーマーは使わないことも多いです．根管に比べて細すぎると，根充ポイントを巻き込んで，引き抜いてしまうことがあるからです．

## COLUMN

### コアの比較

ファイバーポストによるレジンコアが保険導入されましたが,各種コアの比較です.

| | | レジンコア | | | メタルコア |
|---|---|---|---|---|---|
| ポスト | ポストなし | 金属ポスト | ファイバーポスト | | 鋳造 |
| 作製法 | 直接法 | | | 間接法 | |
| チェアタイム | ○ | △ | × | △ | △ |
| 回数 | 1回 | 1回 | 1回 | 2回 | 2回 |
| 多数歯の手間 | △ | × | × | ○ | ○ |
| アンダーカット | ○ | ○ | ○ | × | × |
| 複数ポストが平行でないとき | − | ○ | ○ | ×（分割コア○） | ×（分割コア○） |
| 歯肉縁下マージン | × | × | × | △ | △ |
| ダブルマージン | × | × | × | × | △ |
| 支台歯の補助的維持形態 | × | × | × | × | ○ グルーブ,維持孔 |
| 切端が薄いとき | × | × | × | × | ○ |
| 歯冠軸を変えたいとき | × | × | × | × | ○ |
| 歯根破折リスク | ○ | △ | ○ | ○ | × |
| 歯肉着色 | ○ | △ | ○ | ○ | × |
| 防湿困難なとき | × | × | × | △ | △ |
| 歯冠形態付与 | △ | × | × | ○ | ○ |
| 撤去 | ○ | × | × | × | △ |

上記の特徴を理解したうえで,適切に使い分けましょう.

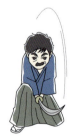

# Q27 根面板浮き上がりの原因

キーパー付きの根面板を試適したところ，浮き上がっていました．
## 考えられる原因は？

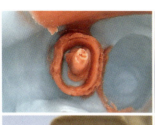
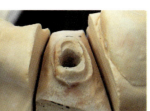
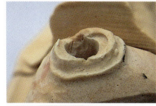
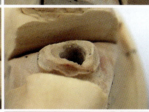
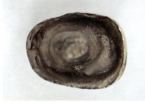
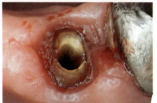
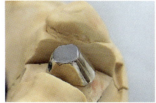
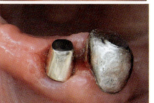

a. 形成不良
b. 亀裂
c. 印象の変形
d. 印象不良
e. 印象の気泡
f. 模型の気泡
g. 模型の変形
h. 模型の破損
i. 埋没材の気泡
j. 歯面付着物
k. トリミング不良
l. 圧接不足

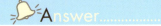

 a, b, f, h, i, j, k.

**解説**

- ○ a.「形成不良」があります．鋭縁が残っています．
- ○ b.「亀裂」もあります．長期の保存は困難でしょうね．
- × c.「印象の変形」は判断できません．
- × d.「印象不良」も判断しにくいです．
- × e.「印象の気泡」は，あっても浮き上がりにはつながりません．
- ○ f.「模型の気泡」はおおいに考えられます．
- × g.「模型の変形」は判断できません．
- ○ h.「模型の破損」．a, fが原因で，模型の鋭縁が欠けたようです．
- ○ i.「埋没材の気泡」は支台歯の鋭縁に対応してできやすいです．浮き上がりの原因です．
- ○ j.「歯面付着物」があるかもしれません．根管内にセメントがあるかもしれません．ただし，TECをつけるような状態ではないので，考えにくいです．
- ○ k.「トリミング不良」でマージンが過長だと浮き上がります．
- × l.「圧接不足」はありません．強い力で補綴装置を支台歯に押し込むのは禁忌です．

したがって，まず歯面付着物をきれいにします (j).

次にa, f, h, iに関連して，鋳造体内面の突起，ラインアングルの鈍化部分を削ります．

フィッシャーバーなどを使います．右図のように削ると適合しました．したがって本例では，a.（形成不良），f（模型の気泡），h（模型の破損），i（埋没材の気泡による鋳造体内面の突起）が正答です．

これでも浮き上がるようなら，c（印象の変形），d（印象不良），g（模型の変形），k（トリミング不良）を疑い，フィットチェッカーによる適合試験を行います．

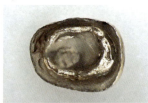

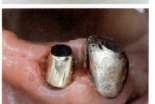

＊いずれにしても，「支台歯の鋭縁」は絶対にダメです！
　許されるのはレジンコアのときぐらいです．

## Q28 支台歯のラインアングルを整理する理由

支台歯形成後に，咬合面と軸面の間の**ラインアングルの整理**が不十分な場合があります．

### 鋭縁が残っていると，どのような問題が生じますか？

a. 舌感不良
b. 歯の鋭縁部の破折
c. 印象採得時の気泡
d. 模型の気泡
e. 模型の損傷

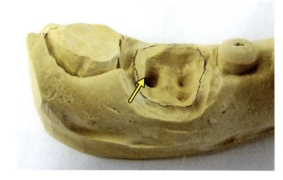

＊歯内治療開始時，支台歯形成終了時には，鋭縁を丸めておくことが重要です．

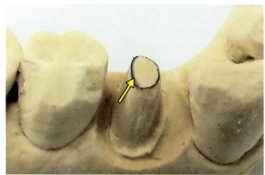

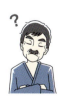

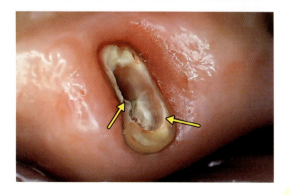

**正答** a, b, d, e.

**解説**

▶○ a.「舌感不良」があります．舌や頬粘膜を傷つけます．

▶○ b.「歯の鋭縁部の破折」も生じやすいです．歯内治療中に一部が破折すると，根管長の測定基準点であったりすると，計り直しになります．
印象採得後だったら適合不良になります．ただし，後述のd, eのときのように，修復物が浮き上がることはありません．

✗ c.「印象採得時の気泡」は生じません．支台歯に狭いくぼみがあるところ（裂溝）などには気泡ができますが，鋭縁にはできません．

▶○ d.「模型の気泡」が生じます．印象が鋭く凹んだところには，石膏が流れにくいです．

▶○ e.「模型の損傷」も生じやすいです．模型が水にぬれたり，器具があたると，鋭利な部分は摩耗したり破折して，丸くなりやすいです．

模型の鋭利な部分が丸くなるとできあがった修復物の内面が口腔内では緩衝して，浮き上がることになります．

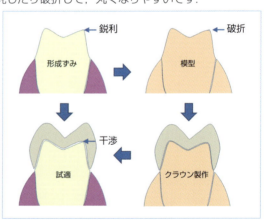

＊尖っている部位は丸めておくことが，適合性には重要です．

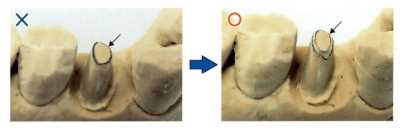

# Q29 保持孔の形態

テーパーが大きい支台歯や，高径が低い支台歯では，保持孔を付与します．
この際の**保持孔の形態**は，その効果に大きな影響を与えます．

## どれが適切な形態ですか？

a. 高径が低く，テーパーが大きな支台歯

b. 浅く広い保持孔．ラインアングルがシャープ

c. 細く深い保持孔．ラインアングルは丸みあり

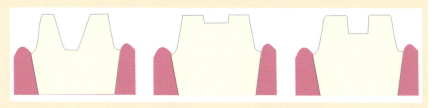

## COLUMN

### 第108回 歯科医師国家試験（2015年2月実施）に出題された「保持孔」

「全部被覆冠の支台歯形成を行った．支台歯形成後の口腔内写真を別に示す．矢印で示す形態を付与する主な目的はどれか．2つ選べ．」

a. 維持力の増強
b. 冠の強度増加
c. 転覆への抵抗
d. 装着のガイド
e. 浮き上がりの防止

公開された正答は a, c でしたが……．

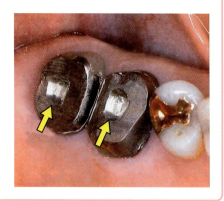

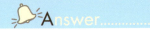

| 正答 | c.「細く深い保持孔，ラインアングルは丸みあり」 |

**解説**

少なくとも，保持孔の深さは**直径以上が必要**です．直径はB2（インレー）のポイント程度です．

また，ラインアングルがシャープだと，作業用模型において，なめられて，クラウン内面では丸くなり，適合不良の原因になります（右図）．

このような保持孔は，気休めにすぎず，維持力の増強には役立たず，適合不良を通じて，逆に維持力を減らすだけです．

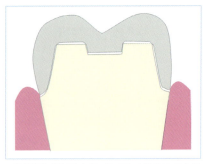

▲不適切な保持孔とラインアングルによるクラウンの適合不良

太い保持孔だと，深さも必要です．

浅い保持孔で，ラインアングルを丸めると，保持孔の軸面がさらに短くなります．

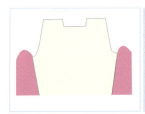

▲浅い保持孔．ラインアングルは丸みあり．

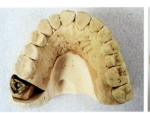

▲保持孔が不良な症例

以下に失敗例を示します．

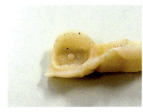

▲浅い保持孔用のTEC（1mmぐらい）

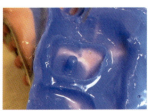

▲形成し直した際の印象（3mmぐらい）

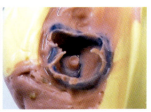

▲インジェクションで保持孔内に印象材を入れなかった失敗

＊適切な保持孔の付与と適切な印象を心がけましょう．

## CAD/CAM冠の形成

**Q30**

CAD/CAM冠では，支台歯の**ラインアングル**が
このようになっているとよくありません．

### その理由はどれですか？

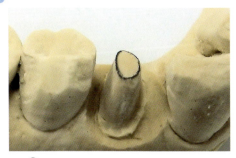

a. 模型が欠けやすい
b. CADで誤差が大きくなる
c. CAMで削れない
d. 適合不良になる
e. CAD/CAM冠が薄くなる

Part 3　修復処置

---

### COLUMN

**CAD/CAM冠形成用ダイヤモンドポイント**

ラインアングル整理用のポイント
もあります（松風．SF151）．
　これを使うと，ラインアングルを
適切な丸みにすることができます．

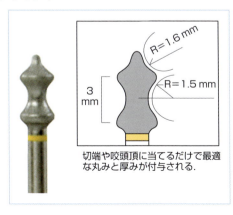

切端や咬頭頂に当てるだけで最適
な丸みと厚みが付与される．

71

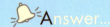

 正答　a〜eすべて．

**解説**

　　模型の鋭利な部分は，操作中に欠けやすいです（a）．したがって，適合不良になりやすいです（d）．

　　また，CADで読み取るときに，誤差を生じやすい（b）ので，適合不良になりやすいです（d）．

　　さらにCAMで削る際に，バー・ポイントの先端のφは1mmぐらいなので，鋭利な部分まで削れません（c）．

　　そこで，CAMでは，そのような部分は余分に削ります．したがって，CAD/CAM冠が薄くなり（e），破折しやすくなります．

　　したがって正答はa〜eのすべてです．

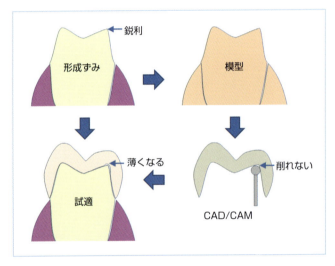

＊2面形成をしてもダメです．丸める必要があります．

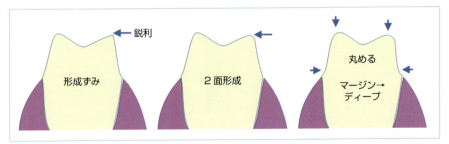

# Q31 個歯トレーの問題点

個歯トレーを調整後の状態です．
## 何が問題でしょうか？

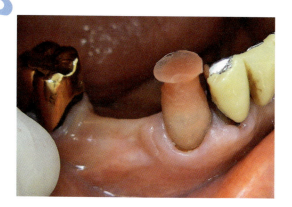

a. 色
b. 形態
c. 維持部形態
d. マージン
e. カントゥア

---

### COLUMN

**個歯トレーの保持孔の形態**

支台歯に保持孔があるときの個歯トレーの形で，適切なのは**ア〜ウ**のどれでしょう？

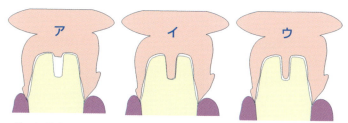

ポスト部は，**ア**のように短いと，先端の印象材がちぎれてしまいます．一方，**イ**のように適合がよすぎると，浮き上がりの原因になるし，印象材が薄くなりすぎて，ちぎれやすいです．
　**ウ**のように，長くて，少し細めがいいです．

**Answer**

 正答　d.「マージン」，e.「カントゥア」

解説

　　カントゥアは補綴物と同じようになっていますが，これはよいことなのでしょうか？　これをきっちり合わせようと思うと，マージンまで削ってしまいます．

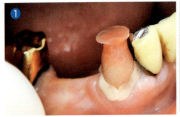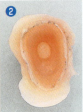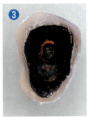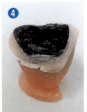

　　内面にレジンを盛り（❶）外して（❷），内面を塗り（❸），マージン外部を削ります（❹）．カントゥアを合わせる必要はなく，斜め45°ぐらいに削るだけでいいです．歯肉圧排もできます．

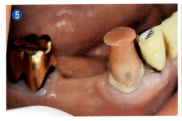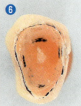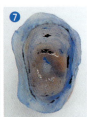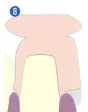

　　試適して（❺）ストッパーを残して内面を削り（❻），接着剤を塗布して（❼）印象します（❽）．

＊印象材は，必ず支台歯にも盛ってください．
＊個歯トレーに印象材を入れて圧接するだけではダメです．

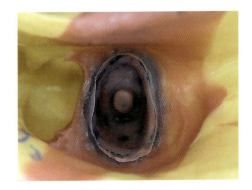

# Q32 シリコーン系の咬合採得材

片側の模型で，シリコーンバイトを用いて
クラウンができあがってきました．
咬合器上では適正な高さでした．

## 口腔内ではどうなるでしょうか？

a. 高くなる
b. 低くなる
c. ちょうどよい
d. わからない

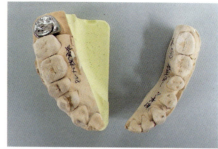
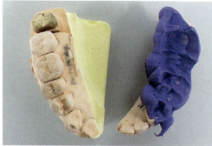
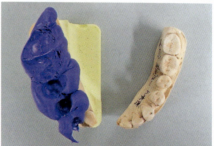

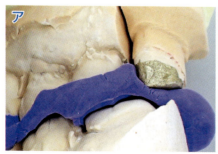

▲模型を手に持って軽くおさえたとき

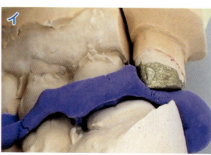

▲同，強くおさえたとき

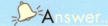

 **正答** d.「わからない」

**解説**

　咬合器に装着するときの押さえつける力により変わります．
　前頁ア（左）の状態で装着すると，上下の歯の間に空隙が生じます．その分，どこかが当たるまで低くなるので，どのようになるか不明です．

　シリコーン系の咬合採得材は，流れがよく，精密で，とてもよいのですが，咬合器装着時に模型に介在させて使用することは非常に困難です．その理由として，
・動揺歯がある際には，模型の歯の位置と咬合採得時の歯の位置が違う
・アルジネート印象はどうしても変形がある．（シリコーン印象でも）
・模型の咬合面に小さな突起ができる（印象材の気泡）
・模型の小窩裂溝の内部までキチンと再現できていない
・咬合採得時に粘膜の変形がある
があげられます．
　以上の理由により，<u>シリコーン系の咬合採得材は，模型には絶対に正確には戻りません</u>（下図）．簡単で，精密そうなのですが…．
　特にワックスとは違って，塑性変形がないので，上下模型をグッと押し込んでも手を離すと浮き上がります（精密すぎて，細部まできれいに採れすぎて，塑性変形がないことが，逆に欠点となります）．「口腔内の義歯が，新しく採得した研究用模型に入らない」のと同じです．

　シリコーンバイトでは，模型の突起の除去が不十分だと，記録材が模型に正確に戻りません．そのため，
・咬合記録材の鋭縁の十分なトリミング
・石膏模型の突起の完全な除去
が必要となります．

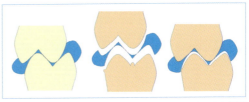

▲シリコーンによる咬合採得

　一方，ワックスでは，多少の適合不良はワックスが変形して補償されます（右図）．ワックス全面があたっていると，多少の力では変形しません．

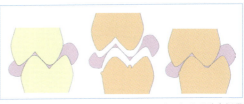

▲ワックスによる咬合採得

# Q33 クラウン・ブリッジの咬合採得

模型の残存歯だけでは咬合は少し不安定なときの

## 適切な咬合採得はどれですか？

a. 全顎に軟化したパラフィンワックスをかませる
b. 支台歯だけ軟化したパラフィンワックスをかませる
c. 全顎にシリコーン咬合採得材を使う
d. 支台歯だけシリコーン咬合採得材を使う
e. パラフィンワックスを全顎に，アルーワックスを支台歯に用いてタッピング
f. パラフィンワックスとアルーワックスを支台歯に用いる（下図）

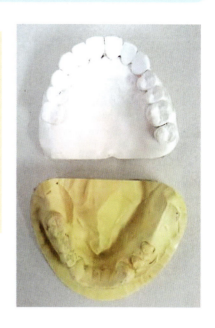

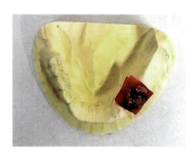

◀ f（パラフィンワックスとアルーワックスを支台歯に用いる）

Part 3 修復処置

---

### COLUMN

**咬合採得材料が不要な場合**

　上下顎が全顎模型で，上下顎の模型を嵌合させた際に非常に安定するようなら，咬合採得材は不要です．ただし，印象採得時には，まだ模型がないので，一応，パラフィンワックスで咬合採得を行っておくと安心です．

　この際，軟化したパラフィンワックスをかませるだけではなく，タッピングさせて，上下の歯がカチカチと当たる音がするようになることが重要です．

## Answer

**正答** e.「パラフィンワックスを全顎に,アルーワックスを支台歯に用いる」

**解説**

　模型の残存歯だけで安定した嵌合が得られる場合,咬合採得は不要です.ただし,印象採得と同時の咬合採得では,模型がないために不明です.したがって咬合採得は必要です.

✕ a. 全顎に軟化したパラフィンワックスをかませただけでは,上下の歯が咬合している部分にもワックスがあるので,浮き上がります(**ア**).また,支台歯部分はワックスが厚いので,冷却時に収縮し,低いクラウンができます.なお,もともと支台歯部分がしっかりかんでいないパラフィンワックスは問題外です.支台歯部分だけ,ワックスを2枚重ねにすることが必要です.

✕ b. 安定が悪いです.

✕ c. 全顎的に採得したシリコーン咬合採得材は,そのままでは咬合器装着に使えません(Q32参照).

△ d. 支台歯だけシリコーン咬合採得材を使った場合は,トリミングの手間や浮き上がりは減ります.ただしアルジネート印象の対合歯より精度が高すぎるので,難しい場合があります.さらに,支台歯以外の嵌合が不安定な場合は,支台歯部分だけでは上下模型が安定しないこともあります.

▶ ○ e. 軟化したパラフィンワックスをかませた後,**タッピング**を行わせます.「カチカチ」と音がするようになると,上下の歯が接触していることがわかります.ワックスは**穿孔**しています.このままでは,支台歯部分のワックスが厚いので,収縮している可能性が大きいです.

　そこで,支台歯部分にだけアルーワックスを薄く流して(**イ**),再度,軽いタッピングを行わせます.顎位がずれていないことを確認し,十分に冷却して取り出します.パラフィンワックスの支台歯側の面と対合歯側の面を行うと,ワックスの収縮による影響を少なくできます.ワックスの場合は,多少の不適合があっても,塑性変形するので,支台歯以外も安定します(**ウ**).

　全体的に緊密に接触すると,冷却されたワックスはあまり変形しません.

✕ f. 安定が悪いので,あまりすすめられません.

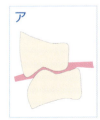
ア

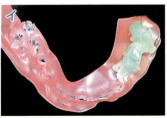
イ

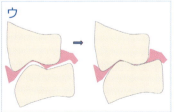
ウ

# Q34 ブリッジの咬合採得

下図において **改良すべき点はどれですか？**

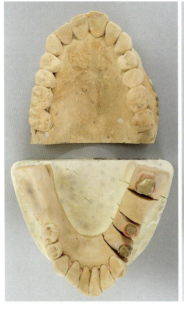
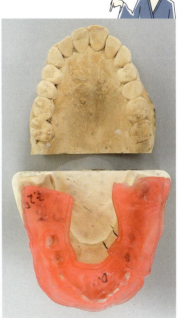
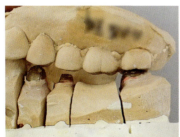
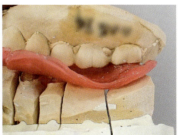

a. 下顎前歯部歯間空隙の印象時のブロックアウト
b. 咬合面の突起
c. シリコーン咬合採得材の使用
d. 左側臼歯部のパラフィンワックスへの圧痕
e. 咬合床の不使用

nswer

**正答** a, b, d.

**解説**

▶ ○ a.「下顎前歯部歯間空隙の印象時のブロックアウト」
　　下顎前歯部の模型の歯間部にちぎれた印象材が残っています（**ア**）．印象時にブロックアウトしておくほうが望ましいです（印象の撤去の容易さ，印象の変形防止，石膏模型の破折防止から）．

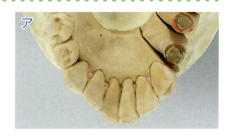

▶ ○ b.「咬合面の突起」
　　咬合面の突起（**イ**の矢印）は咬合器装着前に除去します．

✗ c.「シリコーン咬合採得材の使用」
　　シリコーン咬合採得材は逆に精度が悪いです（**Q32**参照）．

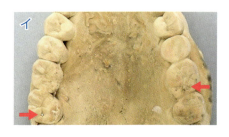

▶ ○ d.「左側臼歯部のパラフィンワックスへの圧痕」
　　ブリッジ支台歯部に対応するパラフィンワックスに圧痕が記録されていません（**ウ**）．パラフィンワックスは2枚重ねにされていて厚さはありましたが，それでも足りませんでした．ここには，後からアルーワックスでウォッシュするとよいでしょう．

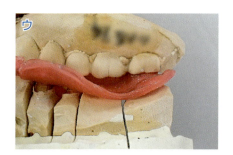

✗ e.「咬合床の不使用」
　　このような症例で咬合床を使用することはナンセンスです．

# Q35 メタルフレームを用いたブリッジの再咬合採得

ブリッジの**メタルフレーム**を試適した際，咬合の確認を行い，咬合器再装着を行うことがあります．
図は**再咬合採得**を行った状態です．

## 改善すべき点はどれですか？

a. レジンだけでは安定しない
b. 5̄ にもレジンを盛る
c. レジンではなく，ワックスを使用する
d. 上顎模型は咬合器から外す
e. 残存歯咬合面の突起（気泡）をきれいに取る

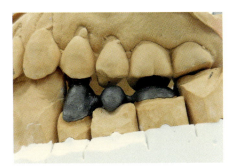

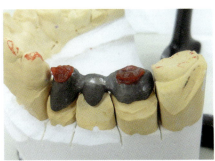

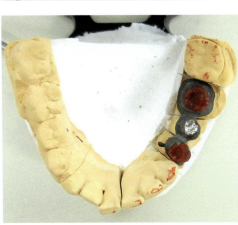

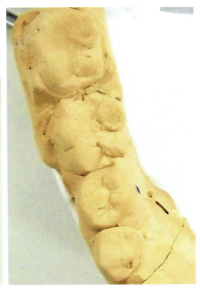

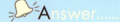

**正答** a, d, e.

**解説**

▶ ○ a.「レジンだけでは安定しない」
レジンだけでは安定しないので，ワックスも併用して安定を図ります．

✕ b.「|5 にもレジンを盛る」
|5 にもレジンを盛ると，レジンの接する部位が多くなり，レジンの対合歯への適合が悪くなる可能性があります．

✕ c.「レジンではなく，ワックスを使用する」
レジンではなくワックスを使用すると，剝がれやすかったり，変形しやすくなります．そこで，レジンとワックスの併用が望ましいです．
具体的には，パターンレジンで対合歯と狭い面積で咬合させ，小窩裂溝に入ったところは削り，アルーワックスを |456 咬合面に盛り，軽くタッピングさせて冷却します．

▶ ○ d.「上顎模型は咬合器から外す」
咬合器上と口腔内で咬合が違っていたら，上顎模型を咬合器から外して，うまく勘合するかをチェックするとよいでしょう．
ただしこれは手間がかかるので，咬合器上でメタルフレーム上にレジンとワックスを盛ったものが，口腔内でも咬合が合っていれば，最初の咬合採得が誤っていないことを確認できます．

▶ ○ e.「残存歯咬合面の突起（気泡）をきれいに取る」
これは，基本中の基本です．

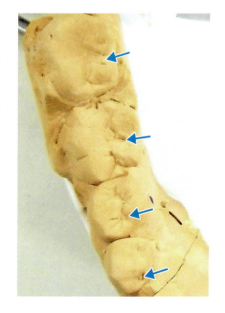

# Q36 下顎前歯部前装冠の形態

3̄2̄1̄|1̄2̄ 硬質レジン前装冠の予定です.
上顎は総義歯です.
**技工指示書**に右のような図を描きラボサイドに発注したところ,下のような**メタルフレーム**ができてきました.

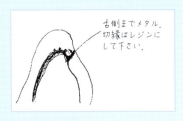

## 絵のどこに問題があるでしょうか？

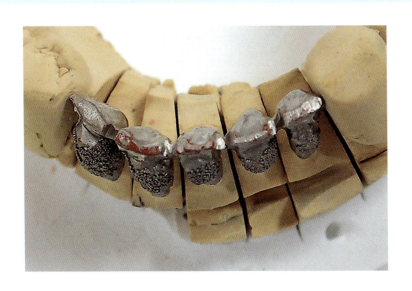

a. どちらが唇側か頬側か不明
b. 右側の白いところがメタルかレジンか不明
c. 「舌側までメタル」は「どこから舌側まで」かが不明
d. 切縁の咬合する「面」が不明
e. 対合関係が不明

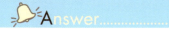

## Answer

**正答** a〜eすべて.

**解説**

思いは伝わらないものです.

上顎が総義歯で，前歯の咬合は弱く，かつ，審美性を考慮して，切端を硬質レジンにしたいと思ったのですが，単純な絵だけでは，思いは伝わりません.

**「正しい図」**・**「丁寧な説明」**・**「理由の説明」**が必要です.

**ア**はメタルボンドのとき，**イ**は審美性を考慮したとき，**ウ**は耐久性を重視したときの断面図です.

歯科医師は**イ**を考えたのですが，技工指示書上の図では，

a．どちらが唇側か頬側か
b．右側の白いところがメタルかレジンか
c．「舌側までメタル」は「どこから舌側まで」か
d．切縁の咬合する「面」
e．対合関係

のすべてが不明だったため，ラボサイドにうまく伝わらず，**ウ**ができてきました.

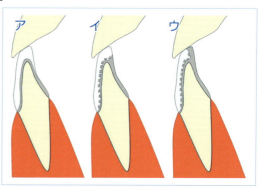

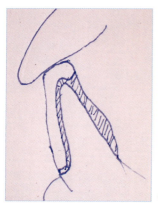

少なくとも左のような図（あまり上手ではありませんが）とともに，
「上顎総義歯で，前歯の咬合は弱く，かつ審美性を考慮して，切端はすべて硬質レジン」
「耐久性に難があることは患者了承ずみ」
といった説明があると，誤解を防ぎやすいです.

◀これぐらいの図は必要！

# Q37 臼歯部欠損による前歯の動揺

79歳女性．**前歯部の動揺**を主訴に来院．
2╌2の歯周ポケットは3〜4mm．
## 適切な対応はどれですか？

a. 夜間の義歯装着指導
b. ナイトガード装着
c. 32|23 暫間固定
d. 2╌2 咬合調整
e. 義歯再製

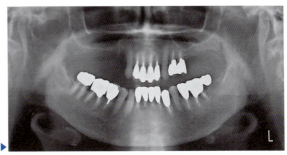

パノラマX線写真 ▶

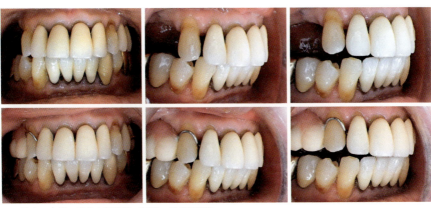

▲口腔内．上段：義歯未装着時，下段：義歯装着時．
　左：咬頭嵌合位（正面観），中：咬頭嵌合位（右側方面観），右：下顎安静位（右側方面観）

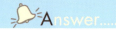

## Answer

**正答** d，(e)．

**解説**

咬頭嵌合位と安静位の 32|23 間の隙間に注目してください．

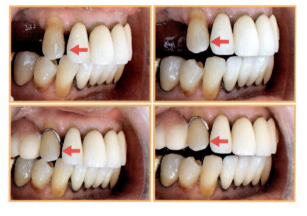

義歯未装着時．
咬頭嵌合位（左）と
◀ 下顎安静位（右）．

義歯装着時．
咬頭嵌合位（左）と
◀ 下顎安静位（右）．

✗ a.「夜間の義歯装着指導」
　夜間の義歯装着を指導しても，咬合時の前歯の唇側傾斜は抑止できません．

✗ b.「ナイトガード装着」
　ナイトガードの装着は，ある程度有効です．ただし，それ以外の時間帯は問題があります．

✗ c.「32|23 暫間固定」
　暫間固定してもすぐに外れます（2+2 がメタルボンドであるため）

▶ ○ d.「2+2 咬合調整」
　2+2 の咬合調整は有効です．ただしかなりの量が必要になります（少なくとも義歯装着時に咬合時の前歯の唇側傾斜がなくなるまで）．

△ e.「義歯再製」
　義歯の再製も，いずれは必要になるかもしれません．

右は咬合調整後の状態です．咬合時の前歯の唇側傾斜はありません．この後，歯周治療，義歯治療，夜間のナイトガード装着…と続きます．

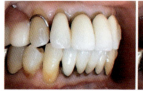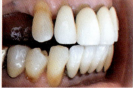

▲ 咬合調整後

# Q38 クラウンの調整・装着手順

下記の「7 全部金属冠（FMC）の調整・装着順序において，

## 間違い・不足は何でしょう？

① TEC撤去
② 口腔内支台歯の清掃（超音波スケーラー，探針，綿球など）
③ コンタクトのチェック・調整（コンタクトゲージ）
④ 口腔内でのマージン確認
⑤ 咬合調整（咬頭嵌合位）
⑥ 咬合調整（側方運動）
⑦ FMCの研磨
⑧ 口腔内支台歯の乾燥
⑨ FMC装着
⑩ 余剰セメント除去

● 補足

こんなアバウトな手順でよいと思った人は……

「だいたい入っていればOK」というのはやめましょう．自分の歯にFMCが入ることを想像してください．
　大臼歯のFMCでは，側方運動で干渉しないことが望まれます．
　厳密なグループファンクションを設定するのでなければ，「咬頭嵌合位の調整」→「側方運動の調整」は手間なだけです．
　ある程度のところまでは，咬頭嵌合位と側方運動を赤咬合紙だけで印記し（片側だけでいいです），全体的に削ると効率的です．
　その歯しかあたっていないのに，咬頭嵌合位だけを削るのは非効率です．

　ある適度，最終的なところに近づいたら，咬頭嵌合位と側方運動を色分けして調整すればよいのです．その際は，左右両側に咬合紙を介在させます．このときも，わざわざ側方運動での干渉部位を残して，咬頭嵌合位だけを削るのはナンセンスです．側方運動の干渉部位も同時に削りましょう．

# Answer

### 解説

FMCの調整・装着における詳細な手順を示します．適合が悪いとコンタクトの調整はできません．コンタクトが強いと，適合の調整はできません．片方だけ完全に調整することはできません．

手順として，下記の赤字部分が不足しています．

医療面接（症状，TECの脱離など）
TEC撤去
口腔内支台歯の清掃（超音波スケーラー，探針，綿球など）
口腔内支台歯のチェック（乾燥させて，照明をあてて，仮着セメントの確認）
模型支台歯と口腔内支台歯の比較（破折やマージン不足など）
FMCの内面チェック（乾燥し照明をあて実体顕微鏡で，付着物や突起を）
FMCの内面調整（実体顕微鏡で，付着物や突起を除去），FMCの内面清掃（探針・綿球などで）
模型上でのマージンチェック（実体顕微鏡で，オーバーマージンチェック）
口腔内での適合確認（マージン部の大きな過不足を確認）
模型上でのマージン調整（オーバーマージンを除去）
コンタクトのチェック（フロス・患者の違和感）
コンタクトのチェック（赤咬合紙を介在させ，強圧部をマーク）
コンタクトの調整（カーボランダム）（少しだけきついところでやめる）
コンタクトの研磨（茶色シリコーンポイント）
適宜，コンタクトゲージを使用してもよい
（歯周状況，隣在歯の有無，インプラントなどで大きく変わるので要注意）
口腔内での適合確認（マージン部の大きな過不足を確認）
口腔内での適合確認（フィットチェッカーでコンタクト部も）
適合調整（カーボランダム，ラウンドバーなど）
マージン形態修正・研磨（カーボランダム，茶色シリコーンポイント）
コンタクトのチェック（フロス・患者の違和感）．適合が変わるとコンタクトも変化
舌感・形態のチェック，形態修正（カーボランダム，茶色シリコーンポイント）
咬合調整（咬頭嵌合位・側方運動を同時に赤咬合紙で）（カーボランダム）
（咬頭嵌合位でわずかに高いところでやめる）
咬合調整（咬頭嵌合位）（赤咬合紙で茶色シリコーンポイント）
（咬頭嵌合位でちょうどよいところまで）
咬合調整（側方運動）（赤：咬頭嵌合位，青：中心咬合位，茶色シリコーンポイントで）
小窩裂溝・スピルウェイ再付与
FMC全体の研磨（水色シリコーンポイント，ルージュ）
FMCの内面チェック，内面清掃
最終的な口腔内での確認（適合，コンタクト，咬合，舌感など）
FMCの内面清掃（綿球などで），FMCの乾燥
口腔内支台歯の清掃（超音波スケーラー，探針，綿球など）
口腔内支台歯のチェック（乾燥させて，照明をあてて，付着物などの確認）
FMCの装着
余剰セメント除去・チェック（乾燥させて，照明下で）
咬合チェック，違和感チェック，指導

**※実際の臨床では，順序が多少前後したり，省略したりするステップもあります．**

# Q39  クラウンのコンタクトと咬合検査

## ① 右のようなクラウンの**試適順序はどれですか？**

a. |4 → |5 → |4 + |5
b. |4 → |5 + |4
c. |5 → |4 + |5
d. |5 → |4 → |5 + |4
e. |4 + |5
f. |5 + |4

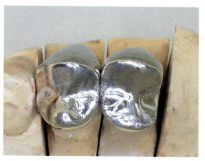

\* |4 + |5 とは，|4 を試適後にそのまま |5 を試適
　|4 → |5 とは，|4 を試適後に外してから |5 を試適

## ② これらのクラウンの**咬合検査にふさわしいのはどの方法でしょうか？**

α．側方：赤，中心咬合位：青　　δ．中心咬合位：青，側方：赤
β．側方：青，中心咬合位：赤　　ε．その他
γ．中心咬合位：赤，側方：青

\*参考：義歯の場合の咬合紙の使い方による差

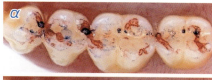 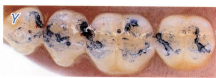
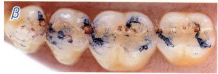 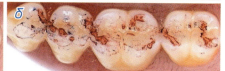

## ① 正答 c.「5̲ → 4̲ + 5̲」

**解説**

1. まずは，5̲ がキチンと試適できることを確認します．
   コンタクトがないので，純粋に適合を確認できます．
2. 次に，5̲ を外して，4̲ だけを試適します．
   まずはコンタクトを調整し，その後，適合を確認します．
3. 次に，5̲ を試適し，コンタクトを調整します．
   このときには，5̲ の適合が良好であることがわかっているので楽です．
   e（4̲ + 5̲）に比べ，5̲ の適合とコンタクトを分離して検査できます．なるべくコンタクトと適合を分離して検査でき，効率的な方法を考えます．

## ② 正答 α.「側方：赤，中心咬合位：青」→ β.「側方：青，中心咬合位：赤」

**解説**

γ（中心咬合位：赤，側方：青），δ（中心咬合位：青，側方：赤）は問題外です．義歯ではα（側方：赤，中心咬合位：青）が正答ですが，銀色の金属の場合はやや違います．銀色バックの青色は見づらいので．

咬合調整途中の粗面のときです．αがやや判別しやすいです．

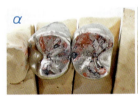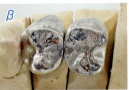
▲咬合調整中（粗面）

次に，研磨後の滑沢面です．βがやや判別しやすいようです．

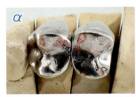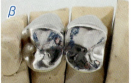
▲研磨後（滑沢面）

＊研磨後では，咬合紙の抜け具合をチェックすることが重要です．

## セラミックスの咬合調整

メタルボンド（陶材焼付鋳造冠）ブリッジの咬合検査
（赤で側方運動→青で中心咬合位）です．
アとイで咬合紙の色の付き方が異なっています．

### 原因は何でしょうか？

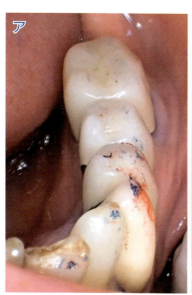
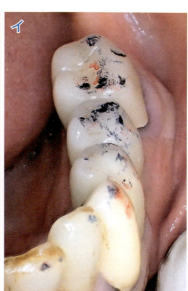

a．咬合調整の段階の違い
b．タッピング強さの違い
c．使用した咬合紙の違い
d．患者の体位の違い
e．口腔内の湿潤度の違い

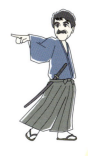

# Answer

**正答** (a〜d), e

**解説**

- △ a.「咬合調整の段階の違い」によって違うのは当たり前です.
- △ b.「タッピング強さの違い」によって違うのは当たり前です.
- △ c.「使用した咬合紙の違い」によって違うのは当たり前です.
- △ d.「患者の体位の違い」によって違うのは当たり前です.
- ▶ ○ e.「口腔内の湿潤度の違い」は,特にセラミックスでは顕著です.

　前頁の**ア**は口腔内を乾燥せずに行った検査です.咬合紙の色が非常に付きにくいです.
　**イ**は口腔内を検査直前によく乾燥させた場合です.

　右図における咬合紙の抜け具合ともよく一致しています.咬合紙の抜け具合も確認することが重要です.
　また,セラミックスは表面の粗さにより色の付き具合が大きく変わります.研磨していない滑沢な部位には色が付きにくいです(特に湿潤時は).

　「5 6」では,「6近心舌側以外は未調整の滑沢な面なので,色が付きにくいです.

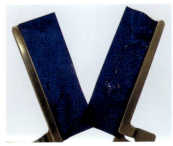
▲咬合紙の抜け具合

　正答は(a, b, c, d), eです.
　検査前に補綴装置をよく乾燥させ,咬合紙の抜けを確認することが重要です.
　また,左右同時に咬合検査を行うことが重要です.片方だけに咬合紙を入れると,患者は意識してしまい,顎位がずれるおそれがあります.

　別の症例での咬合検査結果を示します.左:湿潤,右:乾燥の状態です.

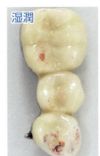
湿潤

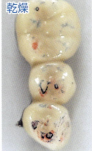
乾燥

# Q41 メタルボンドブリッジポンティックの破折

6年前に装着した**メタルボンドブリッジ**の**ポンティック**が**破折**してきました．頰側咬頭が飛んでいます．

## 考えられる原因は何でしょうか？

a. メタルフレームの設計
b. 陶材の焼成ミス
c. 咬合調整ミス
d. 患者の悪習癖
e. 外傷
f. 咬耗

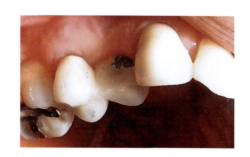

＊なお，今回は以下のようなメタルボンドのBOLアンレーを作って対応しました．

形成後 ▶

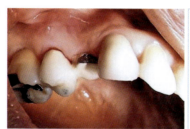 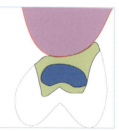

アンレー作製 ▶

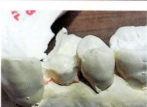 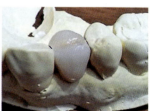

装着後 ▶

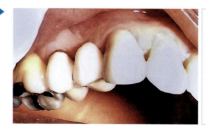 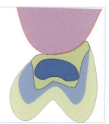

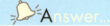

 **a.**「メタルフレームの設計」

メタルボンドのメタルフレームが細すぎます．
メタルフレームの形態は左図のようにすべきと考えます．

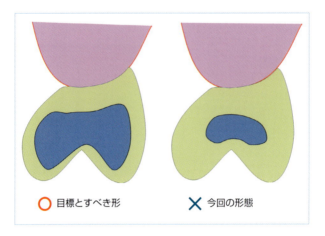

○ 目標とすべき形　　　× 今回の形態

　金属量を少しでも減らしてくださろうという技工所の配慮でしょうが，これでは抵抗形態がないので，破折するのは予測できます．歯間連結部の破損もしやすいです．

　メタルフレームの試適を行っておけば判明したミスですが，メタルフレームの試適を行っていないと，陶材で覆われたメタルフレームの形態はチェックできません．

　なお，**b**（陶材の焼成ミス），**c**（咬合調整ミス），**d**（患者の悪習癖），**e**（外傷），**f**（咬耗）といった原因も考えられますが，メインではありません．

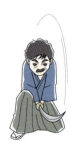

# Q42 メタルフレーム試適

メタルフレームの試適です．
模型上では適合していますが，
**口腔内**できちんと入りませんでした．
## 考えられる原因は何でしょう？

a. 印象の気泡
b. 模型の変形
c. 支台歯の寸法精度
d. 印象後の支台歯の変位
e. コンタクト
f. オーバーマージン
g. ポンティック粘膜面
h. トリミングしすぎ
i. 模型の気泡
j. 模型の欠け
k. 分割模型のもどり

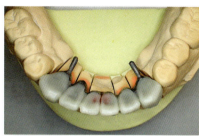

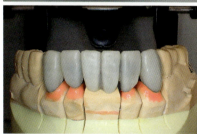

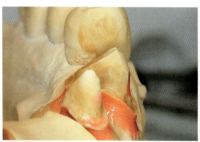

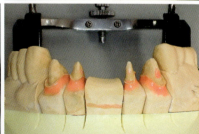

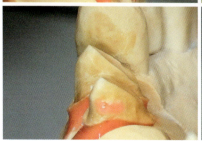

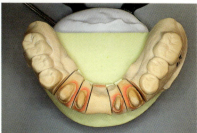

**正答** b, c, d, f, i, j, k.

**解説**

✕ a.「印象の気泡」は，模型の突起を生じますが，そのままでは口腔内での浮き上がりにはつながりません．ただし，突起を除去するときに削りすぎると浮き上がりにつながります．

▶○ b.「模型の変形」は浮き上がりにつながります．

▶○ c.「支台歯の寸法精度」も浮き上がりにつながります．

▶○ d.「印象後の支台歯の変位」も浮き上がりにつながります．適切なテンポラリークラウンを装着する必要があります．

✕ e.「コンタクト」は関係ありません．本症例では隣接面はワックスです．

▶○ f.「オーバーマージン」は浮き上がりにつながります．特にトリミングしすぎのときはそうなります．

△ g.「ポンティック粘膜面」にもワックスが盛ってあると，浮き上がることもありますが，粘膜は変形するので影響は少ないです．ただし，適合検査は必要です．

△ h.「トリミングしすぎ」だけではアンダーマージンになるだけです．これがオーバーマージンと重なると浮き上がります．

▶○ i.「模型の気泡」は鋳造体の突起となり，浮き上がりにつながります．

▶○ j.「模型の欠け」も浮き上がりにつながります．

模型の鋭縁部は，作業中に欠けやすいです．**ア**は，模型鋭縁部が白っぽくなっており，損傷していることを示しています．丸みをおびた支台歯形成が重要です．

なお，金属内面をよく観察し，調整します（**イ**）．

▶○ k.「分割模型のもどり」が悪いと，浮き上がりにつながります（**ウ**）．

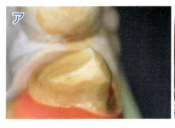
ア

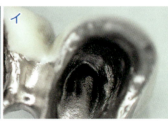
イ

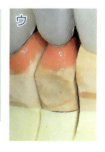
ウ

＊原因を解明して，対応することが重要です．
単に再製するだけでは，同じことの繰り返しです．

## COLUMN

### 適合しない場合のチェック手順

① **内面を実体顕微鏡で観察して，突起がないことを確認**
　➡模型や埋没材の気泡による突起をチェックします．

② **模型の分割した支台歯がきちんと戻ることを確認**
　➡間にワックスなどが入っているときちんと戻りません．

③ **模型上で適合を確認**
　➡よくないときは再製も検討します．

④ **実体顕微鏡でオーバーマージン，アンダーマージンを確認**
　➡オーバーマージンは調整します．

⑤ **支台歯表面の仮着材の乾燥・照明下での観察**
　➡よく観察すると，案外残っているものです．

⑥ **支台歯のラインアングルを確認**
　➡尖っていると，模型の鋭縁が欠けることがあります．そのときは，対応する金属内面を削ります（特にCAD/CAM冠の場合は丸みを強くする必要があります）．

⑦ **コンタクトの確認**
　➡フロス，咬合紙を使います．コンタクトゲージは緩いときの確認です．

⑧ **フィットチェッカーによる適合試験**
　➡支台歯はぬらして，クラウンは乾燥させると，外しやすいです．

⑨ **実体顕微鏡下で不適合部位を調整**
　➡適切な照明が重要です．
　➡スプレーの適合検査材は，「擦れる部分」はわかりますが，小さな点があたって干渉するときはわかりにくいです．

⑩ **⑨のステップを何度か繰り返す**
　➡ときどきコンタクトのチェックも必要です．適合してくると，コンタクトが変わります．

⑪ **徐々に適合がよくなるようなら続けるが，改善がない場合はあきらめる．**

＊「入れてみて，だいたい入っていたらOK」というような情けない試適はしないようにしましょう．

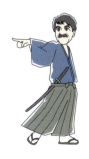

# Part 4

# 義歯治療

## Introduction

義歯の診療のコツについては，他書で基本的な種々の方法を記載しました．

本書においては，臨床例を示し，さらに奥の深い「教科書には書きにくい」コツを，"診察・検査""印象採得""咬合採得""設計""対応"の順に述べます．

高齢者では義歯治療（特に調整）が高頻度です．効率のよい診療を行いましょう．

### COLUMN

**マグネット義歯のチェック**

マグネット義歯の患者さんが来院された際は，必ずきちんとチェックして，トラブルを未然に防ぎましょう．

①プラークを除去
→残っているようなら清掃指導．汚れているとチェックできません（ア）．

②マグネット表面が摩耗していないか
→摩耗していると表面に筋が見えます（イ）．

③維持力は低下していないかどうか
→ステンレス器具（ピンセットなど）を当ててみて，くっつくかどうか．ウは義歯を持ち上げているところです（常日頃から行っていないと評価できません）．

④脱落しかけていないか
→ピンセットなどで押さえてみます．このとき，少し湿らせておけば，水分がにじみ出てくるのでわかりやすい場合もあります．

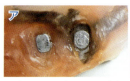

▲デンチャープラークの除去

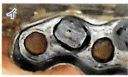

▲マグネット表面の摩耗（表面に筋が見える）

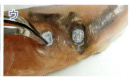

▲ピンセットで義歯を持ち上げているところ（維持力のチェック）

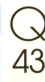

## 適合検査結果の解釈

70歳男性．咬合時の上顎右側の**疼痛**を主訴に来院．
3カ月前に**上下顎総義歯**を装着し，
1カ月前から疼痛が生じ始めたといいます．
**手圧**による**適合検査結果**です．

## 適切な対応はどれですか？

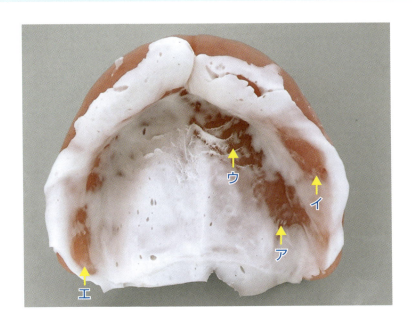

a. ア部（上顎右側臼歯部歯槽頂口蓋側）の削除
b. イ部（上顎右側歯肉頬移行部）の削除
c. ウ部（上顎右側口蓋皺襞部）の削除
d. エ部（上顎左側臼歯部歯槽頂頬側）の削除
e. 粘膜調整
f. リライン
g. 咬合調整
h. 再製

**正答** b.「**イ**部（上顎右側歯肉頬移行部）の削除」

**解説**

右上歯肉頬移行部（**イ**部）に当たりが出たと考えられます．

義歯がきちんと機能し始めて
・頬筋などの活動が回復し
・筋が肥厚し，また緊張する

ことによって当たりが出ることがあります．床が長すぎることになります．

そのため，適合検査では，右図のように義歯全体が右へシフトし，上顎右側臼歯部歯槽頂口蓋側（**ア**部），同右側口蓋皺襞部（**ウ**部），同左側臼歯部歯槽頂頬側（**エ**部）に当たりが出ていると考えられます．

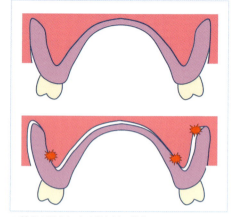

▲義歯の動きによる当たりの発生

まずは，上顎右側歯肉頬移行部（**イ**部）を調整してから，他の部位の不適合を検査するのがよいでしょう．

下図は上顎右側歯肉頬移行部（**イ**部）を調整後の適合検査です．全体的に適合が向上しました．この後，その他の残った当たりを調整します．

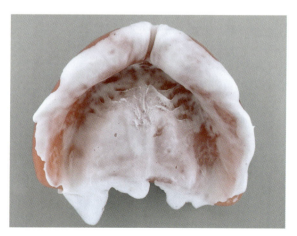

◀調整後の適合検査．全体的に適合が向上．

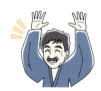

# Q44 適合検査と咬合検査

上顎総義歯が**外れやすい**という主訴です．
<u>65|56</u> 手圧による**適合検査**と**咬合検査**を行った結果を示します．
下顎は 7̅+7 とも天然歯です．

## 適切な対応はどれですか？

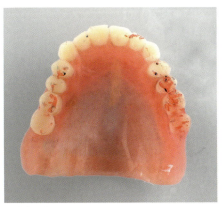

▲咬合検査

a. 後縁の部分的リライン
b. 全面的リライン
c. 咬合調整
d. 粘膜面調整（削除）
e. 咬合面再形成
f. 再製

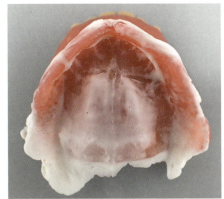
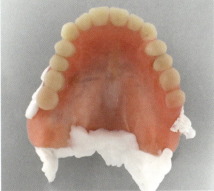

▲適合検査

Part4 義歯治療

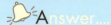

**正答** c.「咬合調整」, d.「粘膜面調整（削除）」

**解説**

65|56 手圧は本症例では前すぎです.

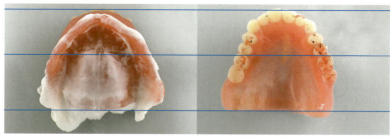

▲ 65|56 手圧

ここを押さえたのでは，粘膜面の中心より前方になります．
76|67 手圧のほうが適切でしょう．

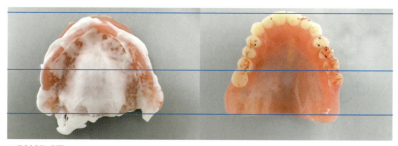

▲ 76|67 手圧

この状態での粘膜面の調整と咬合調整（76|67 が当たるように）が必要です．

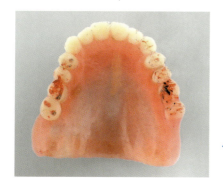

◀ 咬合検査の結果．
76|67 が主に当たるように
咬合調整を行った．

# Q45 全部床義歯の適合検査結果の評価

左右はそれぞれ同じ上顎義歯です．
手圧で比較的**適切に検査**されたのは
**どちらでしょうか？**

a. 左
b. 右

義歯 α

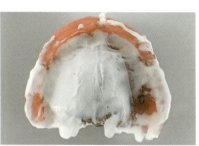
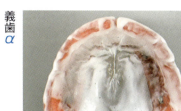

義歯 β

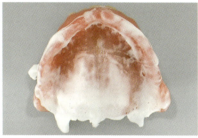
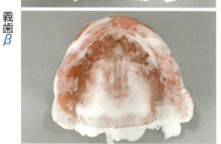

義歯 γ

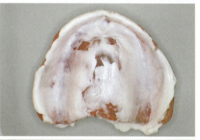
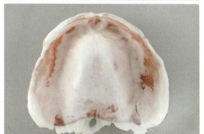

義歯 δ

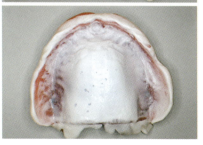
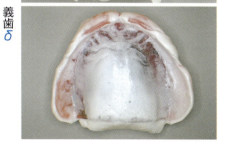

## Answer

**正答** a.「右」(右も完璧ではありませんが，左よりはマシ)

**解説**

　左の検査結果だけを見ると，どの義歯もリラインが必要と思われます．
　右の検査結果を見ると，実際にリラインが必要なのは，3番目の義歯γだけです．

　上顎総義歯の適合検査は難しいです．
・素早く練和（必要に応じて硬化遅延剤・リターダー使用）
・素早く盛る
・振動・回転させながら圧接
・適切な機能運動
が重要です*．

　間違った検査は，間違った判断を招きます．
　前頁の左側の義歯では，それぞれ以下のような問題が見てとれます．
・あまりにも分厚い ← 所定の位置に圧接されていない
・大臼歯部に当たりがない ← 小臼歯部の加圧（または，咬合させての検査）
・不足部分がある ← 量の不足・操作の遅さ
・前歯の唇側だけに当たりがある ← 義歯が後方へ変位．

　――検査結果の問題を把握できて，適切な検査ができるようになってください．
　適切な適合検査を行うと，
・左右両方に当たりがある
・加圧部位の前方と後方の両方に当たりがある
ようになります．

　右図のように片側だけに当たりがあるのは，適切な適合検査結果とは考えられません．

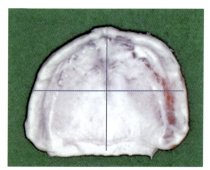

▲片側のみに生じている当たり

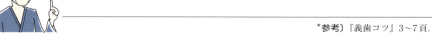

ベテラン以外は，「咬合させての適合検査」は禁忌です．

*参考）『義歯コツ』3～7頁．

# Q46 上顎総義歯の適合検査

## アとイの違いはどれですか？

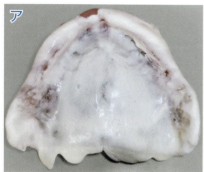
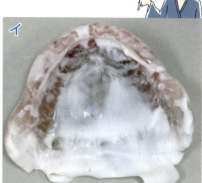

a. フィットチェッカーとフィットチェッカーⅡである
b. 咬合した場合と手圧の場合である
c. 違う義歯である
d. 調整前後である
e. 検査者が違う

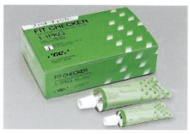

▲フィットチェッカー．
操作余裕時間：1分．硬化時間：3分15秒．

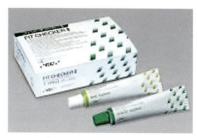

▲フィットチェッカーⅡ．
操作余裕時間：2分．硬化時間：3分30秒．

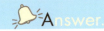

**正答** e.

**解説**

△ a.「フィットチェッカーとフィットチェッカーⅡである」
　　フィットチェッカーⅡは硬化時間が遅いため，イのような結果になりやすいということはあります．しかし，本例では同じフィットチェッカーを用いました．

✕ b.「咬合した場合と手圧の場合である」
　　アは全体に浮き上がっています．適正に行えば，咬合圧でも手圧でも強い加圧部位が出るはずです（出方は違いますが）．
　　＊製品の説明書には，「咬合させて検査する」ように指示がありますが，これはおかしいです．咬合したほうがよい場合としては，
　　・下顎の安定の悪い総義歯（← 手圧では安定しない）
　　・咬合面が金属の義歯（← 大幅な咬合調整ができない）
　　がありますが，それ以外は基本的には手圧です．歯科医師国家試験問題でも，昔は咬合圧での検査結果が出題されていましたが，今は手圧による検査が主流です．

✕ c.「違う義歯である」
　　可能性はありますが，違ったからといって，アのようになることはありません．

✕ d.「調整前後である」
　　調整前であっても，アのようになることはありません．

▶ ○ e.「検査者が違う」
　　素早く練り・素早く盛り・振動させながら，両側大臼歯部を均等に加圧すれば，イのようになるはずです．

＊どんなに不適合な義歯でも，全面が不適合になることはありません．
　手圧では，「片側だけが当たる」「前方だけが当たる」ことはありません．

# Q47 部分床義歯の適合検査

73歳女性．3年前に装着した**部分床義歯**でかみにくくなりました．外れやすいということはありません．
咬合時の**適合検査**，
赤咬合紙で側方運動，青咬合紙で咬頭嵌合位での**咬合検査**を行いました．

## 適切な対応はどれですか？

ア
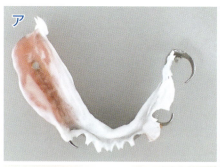

イ
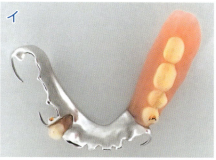

ウ
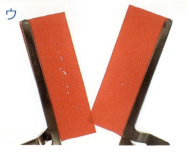

エ
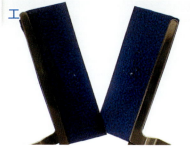

a. 観察
b. 咬合調整
c. 粘膜面の当たりの調整
d. 咬合面再形成
e. リライン
f. リベース
g. 再製

## Answer

**正答** e.「リライン」

**解説**

　適合検査で，欠損部の適合はそれなりです．ただし，4| は浮き上がっていて，レストが強く咬合しています（クラスプのレストの適合も検査してあるとさらによかったのですが．）

　咬合検査でわかることは，|765 残存歯部は側方運動時には接触しています．
　中心咬合時には，|5 レスト部が強く当たり，|3 レストと|4 人工歯が当たっています．
　以上から，適合検査は咬合して行われており，床が沈下し，間接支台装置が浮き上がっていることが考えられます．

　手圧で 4|34 部を加圧した状態で適合検査を行うと，4| の浮き上がりは解消され，|4567 欠損部の適合不良が認められました．

　以上より，顎堤吸収による適合不良による咀嚼障害と診断し，リラインを行うこととしました．なお，リライン後には咬合調整が必要でしょう（対合歯の挺出が考えられるため）．

　もし d.「咬合面再形成」を行ったとすると，|5 レスト部を削除し，4| のリラインが必要です．
　さらにリンガルバーも浮き上がっているので，食片が入りやすいでしょう．

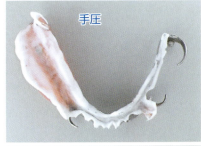
手圧

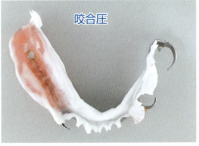
咬合圧

　基本的にこのような義歯の適合検査は手圧で行います．
　なお，適合検査前に，口腔内で，|4567 人工歯部を指で加圧し，床後縁の沈下を確認することも重要です．1mm程度沈下するようなら，リラインが必要です．

# Q48 個人トレーの溢出孔・保持孔

部分床義歯印象前に
個人トレーの支台歯周辺に孔をあける
## 理由は何ですか？

a. 個人トレーと印象材の間の気泡を抜く
b. 支台歯についた気泡を流し出す
c. 個人トレーと印象材の接着力の強化
d. 支台歯の無圧印象
e. 気休め

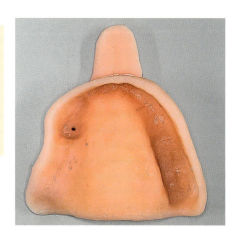

Part4 義歯治療

## COLUMN

### 個人トレー内面の処理

トレー内面はカーバイドバーで新鮮面を出すことが重要です．全面がきちんと接着することが重要です．

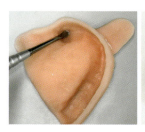
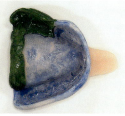

◀トレー内面に分離材が残っていたり，接着材が部分的に厚すぎると，印象材は剥離する．

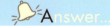

**正答** （a, c）, e.「気休め」. ←基本的に口蓋が深い症例での口蓋最深部以外の孔は不要と考えます.

**解説**

右図の**ア**のように個人トレー内面に気泡を入れずに印象すると, きれいな印象が採得できます.

しかし, **イ**のようだと, 印象時には気泡は圧縮され, 撤去時に元に戻るので, 印象は変形します.

**ウ**のように溢出孔を設定すると, 気泡を流し出すことが成功する場合や, **エ**のように無理な場合もあります.

また**エ**では咬合面の気泡は流し出すことはできません.

ただし, 内圧が低くなるので, 気泡があまり圧縮されないので, 変形は多少は少なくなるかもしれません.

したがって, 気泡の"溢出孔"としての"孔"は設定部位が重要です. 咬合面中央がよいですが, 個人トレーに印象を盛る際にトレーとの間に気泡を入れないことが重要です.

一方, "保持孔"としてみると, たくさんの孔を設定すると, 効果はあると思います(**オ**). 少ないと意味がありません.

特に, トレー内面に分離材やワックスが残っていたり, 接着剤が部分的に厚すぎると, **カ**のように剥離します. この剥離は表面から見えないので, 気づかない変形を生じ, 対応を困難にします.

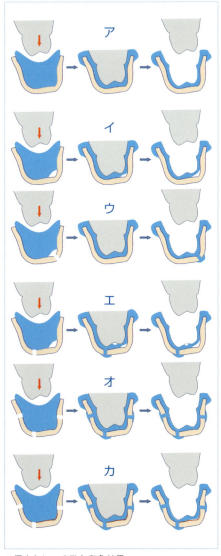

▲個人トレーの孔と印象結果

## Q49 印象後の処理

図は**印象採得直後**と**処理後**です.
### どんな処理を行ったでしょうか？
4つ挙げなさい.

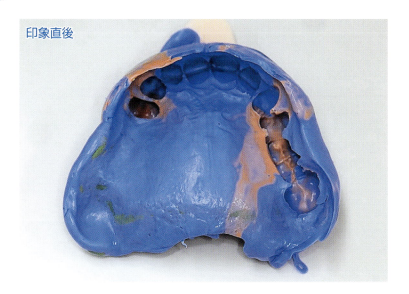

印象直後

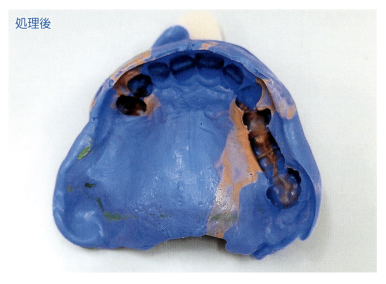

処理後

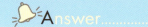

 「歯間部印象材を切断・除去」/「唇側の切断」/「後縁の切断」/「過圧部位の削除」

　　　印象後の処理は歯科医師の責任です．歯科技工士は口腔内を見ていないので，勝手に処理を行うことは困難です．

　　　印象後の処理は，模型の破損防止などが主な目的です．本症例においては以下の処理を行いました．

・「**歯間部の印象材の切断・除去**」…**模型の破損防止と撤去の容易さの向上**が目的です．本例では，76543|1234 間の印象材を切断・除去しました．
・「**唇側の薄い印象材の切断・除去**」…**撤去の容易さ**が目的です．本例では 23|唇側の切断を行いました．
・「**後縁の余分な印象材の切断・除去**」…**ボクシングを容易**にします．
・「**異常な加圧部の除去**」…印象時に強すぎる圧が加わっていたと思われる部位を削除します．本例では，|6 頬側のかなり露出しているコンパウンドの表面を削りました．以下に拡大図を示します．

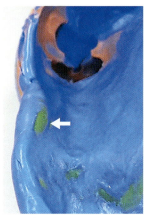

▲処理前．矢印部のコンパウンドが強く当たっている．

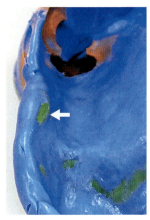

▲処理後（コンパウンド表面を削った）．

　　その他，考えるべき処理として，
・アーラインの印記（油性ペン）
・リリーフ部位の印記（油性ペン）
・気泡の修正（気泡の中にワックスを流す）
・シャープな歯肉縁部の印象のカット
などが考えられます．

## 義歯用模型に付与する材料の使い分け

義歯用の模型の表面には，さまざまな材料を付与します．
以下の材料はどのようなときに使いますか？
また，この蠟義歯完成後の模型に使われている材料で，

# 適切でないものはどれでしょう？

- 黒鉛筆
- 赤鉛筆
- 青鉛筆
- ワセリン
- レジン分離材
- アルミ箔
- 鉛箔
- パラフィンワックス
- 磁石
- ビニールテープ
- 模型と同質の石膏
- 模型と異質（異色を含む）な石膏
- 模型硬化剤
- 瞬間接着剤

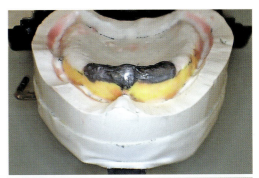

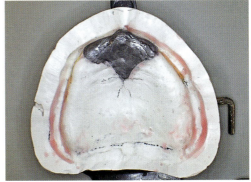

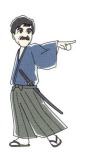

## Answer

**正答** 使用材料の用途は下表のとおり．
前頁の蠟義歯完成後の模型において不適切なのは
「パラフィンワックス」，「模型と異質（異色を含む）な石膏」

### 解説

● 模型に付与する各材料の用途と特徴

|  | スタディモデル | 作業用模型 | 特徴 |
|---|---|---|---|
| 黒鉛筆 | サベイライン, 個人トレー外形 | サベイライン | 細く書ける |
| 赤鉛筆 | 金属構成要素外形 | 金属構成要素外形 | 黒と区別しやすい |
| 青鉛筆 | レジン外形 | レジン外形 | パラフィンワックスを透過 |
| ワセリン | 個人トレー作製前 | 基礎床作製前 | しみ込む |
| レジン分離材 | 個人トレー作製前 | 基礎床作製前 レジン填入前 スプリットキャスト面 | 薄い |
| アルミ箔 |  | 埋没時のスプリットキャスト面の保護 | 薄い |
| 鉛箔 |  | 口蓋皺襞部などのリリーフ | 厚さが均一 辺縁に段差 |
| パラフィンワックス | 個人トレー作製 ・ブロックアウト ・口蓋皺襞部などのリリーフ | 基礎床作製時のブロックアウト 耐火模型作製時の棚付け | お湯で除去できる |
| 磁石 |  | スプリットキャスト |  |
| ビニールテープ |  | スプリットキャストの固定 |  |
| 模型と同質の石膏 | 気泡・欠陥の修正 | 気泡・欠陥の修正 |  |
| 模型と異質（異色を含む）な石膏 |  | ブロックアウト 抜歯窩のリリーフ | 撤去は困難 |
| 模型硬化剤 |  | 支台歯表面 |  |
| 瞬間接着剤 | 破折の修理 | 破折の修理 鉛箔の貼り付け |  |

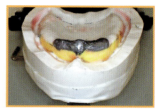

なお，前頁の模型では，義歯の着脱方向の上顎唇側のアンダーカットをサベイイングして，黄色の石膏で埋めてありますが，これは間違いです．ここまで埋めなくても，義歯は回転させながら着脱できます．

基礎床作製ではブロックアウトが必要なので，パラフィンワックスでブロックアウトすべきです．

なお，蠟義歯完成後は，パラフィンワックスは流蠟すべきです．余分なワックスが付着してもわかりにくいからです．

# Q51 模型へのポストダムの付与

模型には**ポストダム**が付与されています．
その**断面形態**で
## 適切なのはどれですか？

a.
b.
c.
d.
e.

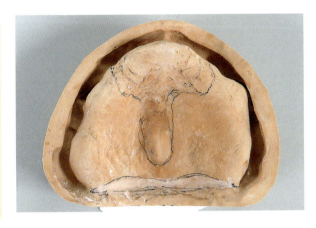

---

### COLUMN

**ポストダムとは**

　上顎口蓋部の後振動線（アーライン）と前振動線の間を床で加圧することで，後縁の辺縁封鎖を確実にするために模型を削ることです．
　レジン床義歯の場合は，レジンの重合歪みでこの部が粘膜から浮き上がるのを補償することも目的です．
　必ず下に骨がないところに設置します．

# Answer

**正答** aの形態．

**解説**

　ポストダムの前縁は前振動線で，後縁は後振動線（アーライン）です．その解剖学的な形態を知ることが重要です．
　前縁があのようなカーブを描く理由は，下にある骨の形によります．

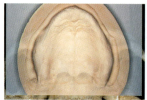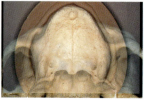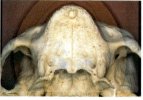

▲上顎無歯顎と上顎骨（咬合面）の重ね合わせ．ポストダムの形態の理由がわかる．

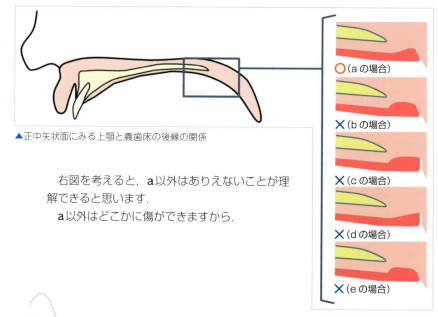

▲正中矢状面にみる上顎と義歯床の後縁の関係

　右図を考えると，a以外はありえないことが理解できると思います．
　a以外はどこかに傷ができますから．

# Q52 全部床義歯の咬合採得時の切れ込み

蝋堤の咬合面部に**切れ込み**を入れてあります．
## 不適切な点は何ですか？

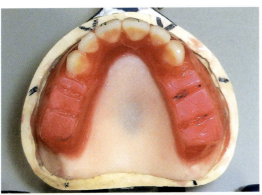

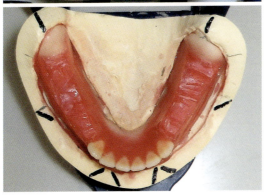

a. 本数
b. 方向
c. 切れ込みの形
d. 幅
e. 下顎の圧痕

# Answer

**正答** b, c, e.

**解説**

✗ a.「本数」
本数は左右側それぞれ2本ずつで問題ありません.

▶○ b.「方向」
2本の切れ込みが平行では,下の左図のように左右をつなぐ円弧に沿って回転するため,上下の咬合床の安定が悪いです.角度を変えることが肝要です.

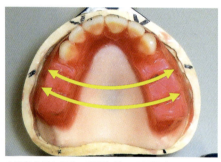

▲平行な切れ込み.円弧に沿って回転する.

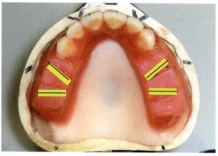

▲角度を変えた切れ込み

▶○ c.「切れ込みの形」
切れ込みの最深部が丸くなっています.シャープにするほうが安定がよいです.

✗ d.「幅」
幅は問題ないでしょう.

▶○ e.「下顎の圧痕」
下顎の圧痕を印記するには,パラフィンワックスではなく,アルーワックスのような流れのよいものが適切です.パラフィンワックスでは強く噛む必要があり,顎位がずれることがあります.

# Q53 部分床義歯の咬合採得①

基本的な**咬合採得**が完了しました．
上下模型は**咬合床**を介するとある程度安定して嵌合しますが，**咬合器装着**には**やや不安定**です．

## さて，どうしましょうか？

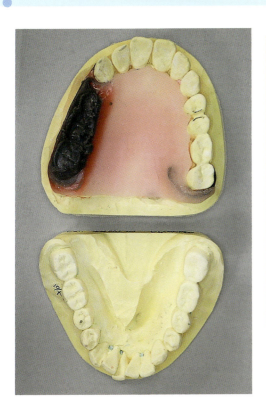

a. 口腔内で咬合紙で検査を行い，写真撮影
b. 前歯部と左側をシリコーン咬合採得材で記録
c. 左側をシリコーン咬合採得材で記録
d. 模型上の咬合と口腔内の咬合を比較する
e. シリコーン印象材で唇面コアを記録
f. 次回，ゴシックアーチを描記
g. 前歯と左側をパラフィンワックスで記録
h. 左側をパラフィンワックスで記録

# Answer

**正答** (a, d), h.

**解説**

△ a.「口腔内で咬合紙で検査を行い，写真撮影」←咬合器上での模型の嵌合状態と比較．

✗ b.「前歯部と左側をシリコーン咬合採得材で記録」←シリコーン咬合採得材は咬合器装着には不可なので✗．
　理由は，細部まで精密すぎて，模型にきちんと適合しないからです（Part 3の**Q32**参照）．

✗ c.「左側をシリコーン咬合採得材で記録」←bと同じ理由で✗．

△ d.「模型上の咬合と口腔内の咬合を比較する」←重要です．

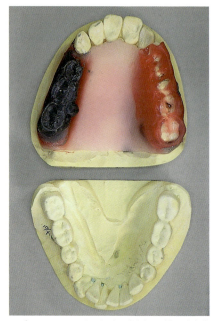

▲パラフィンワックスによる左側の記録．咬合床と一体化させる．

✗ e.「シリコーン印象材で唇面コアを記録」←精度が悪いので✗．

✗ f.「次回，ゴシックアーチを描記」←無意味なので✗．

✗ g.「前歯と左側をパラフィンワックスで記録」←このような症例では前歯に動揺があるので✗．

▶ ○ h.「左側をパラフィンワックスで記録」（上図）←咬合床と一体化すると取り扱いが便利です．

# Q54 部分床義歯の咬合採得②

**上下顎部分床義歯**の印象採得直後の**スタディモデル**です．
上下模型を嵌合させて口腔内の状態と比較すると，
なんとか**咬頭嵌合位**を**推定**できました．
ただし，**上下模型は安定しません**．

## 咬合採得はどうしますか？

a. 咬合床で次回記録
b. シリコーン咬合採得材で記録
c. パラフィンワックス1枚を左右で咬合させる
d. パラフィンワックスをたくさん使う
e. アルーワックスを使用
f. 鉛筆で嵌合位置を模型にマークする

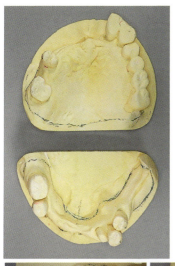
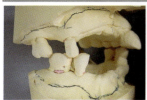
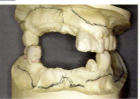
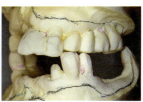
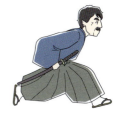

# Answer

**正答** a, (c), d, (e), f.

**解説**

▶○ a.「咬合床で次回記録」←今回咬合採得を行っても，前歯の豊隆などの記録のために，次回に咬合床を用いた記録は必須です．

✗ b.「シリコーン咬合採得材で記録」←シリコーンは不可（前項までで説明ずみ）なので×．

△ c.「パラフィンワックス1枚を左右で咬合させる」←1枚では安定しません．

▶○ d.「パラフィンワックスをたくさん使う」←下図のように，上顎模型・下顎模型のそれぞれに，支台歯を取り囲むようにパラフィンワックスを付与して上下を嵌合させます．こうすると上下模型が安定します．

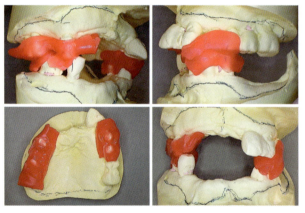

◀パラフィンワックスによる上下の嵌合

▶△ e.「アルーワックスを使用」←dにプラスして，アルーワックスを使用してもいいですが，難しいです．

▶○ f.「鉛筆で嵌合位置を模型にマークする」←これで咬合器装着の目安になります．

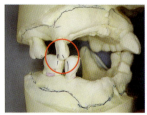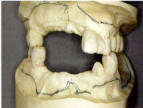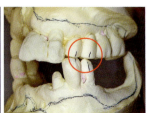

▲鉛筆による嵌合位置のマーキング

# Q55 メタルフレームの設計図

図のメタルフレームの設計図で，**不適切な点は何ですか？**

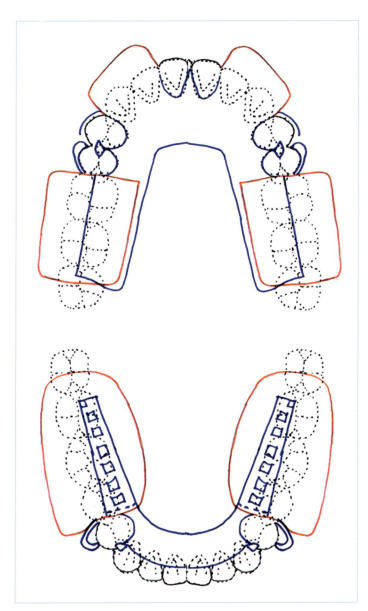

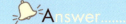

 下図(適切な設計図とコメント．左側:原因,右側:修正図)

**解説**

技工指示書でおかしな描記だと歯科技工士さんになめられます．

なお，指示書上の色分けは，「金属:青，レジン:赤」がよいと思います．理解しやすいからです．

一方，模型への描記では，「金属:赤，レジン:青」が必須です．

サベイラインは鉛筆なので，「黒」です．「黒」とコントラストがよいのは「赤」です．したがって，クラスプなどの金属構成要素は「赤」しかありません．

蝋義歯のレジン床の部分は，最終的にパラフィンワックスで外形を作製します．この際，ピンクのパラフィンワックスを透かしてよく見えるのは「青」です．

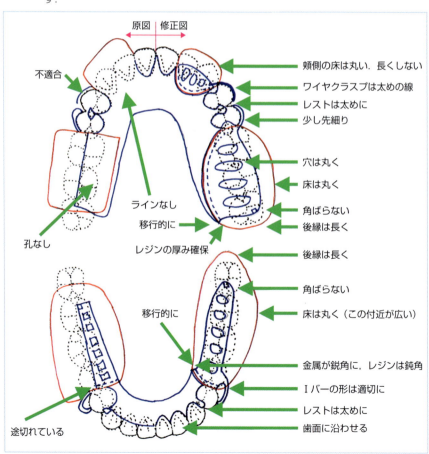

## 支台歯付近の舌側義歯床縁

クラスプアームとレジン床の間の間隙の設定において，
ア（クラスプアーム－レジン床間に1mm程度の隙間を空ける）の，
イ，ウに対する

### 利点はそれぞれ何ですか？

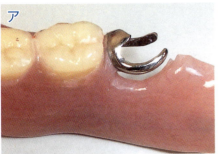

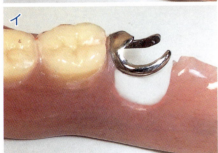

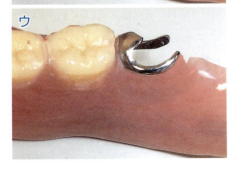

a. 自浄性がよい
b. 清掃性がよい
c. 違和感が少ない
d. 食片停滞が少ない
e. クラスプの屈曲が可能
f. クラスプアームの弾性を利用できる
g. 強度が大きい

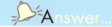

**正答** イに対する利点：g，ウに対する利点：e，f

**解説**

ア，イ，ウそれぞれの利点と欠点を示します．

|  | ア | イ | ウ |
|---|---|---|---|
| a.「自浄性がよい」 | △ | ○ | △ |
| b.「清掃性がよい」 | × | ○ | ○ |
| c.「違和感が少ない」 | × | △ | ○ |
| d.「食片停滞が少ない」 | × | × | ○ |
| e.「クラスプの屈曲が可能」 | ○ | ○ | △ |
| f.「クラスプアームの弾性を利用できる」 | ○ | ○ | △ |
| g.「強度が大きい」 | △ | × | ○ |

ただし，適切な断面形態が必要です．模式図を示します．上段は維持腕の場合，下段は把持腕の場合です．

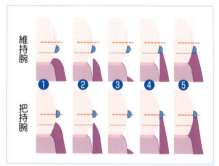

アは❶，❷です．

❶：クラスプから1mm離して，ブロックアウトがない．
　➡着脱ができません．

❷：クラスプから1mm離して，ブロックアウト．➡着脱ができます．ただし，入り口の狭い不潔域ができます．舌感も悪いです．

イは❸です．

❸：歯肉縁から3mm離した．➡自浄性はよいですが，床の幅が狭いです．

ウは❹，❺です．

❹：クラスプに接して，ブロックアウト．➡舌感はよいし，食片の圧入もありません．ただし，維持腕では，着脱時にレジン床も変形します．

❺：クラスプに接して，ブロックアウト．➡着脱ができません．

私は❹（把持腕）が好きです．

# Q57 下顎片側遊離端義歯の設計

65歳女性．
6カ月前に7̲5̲|を抜歯し，**欠損**による**咀嚼困難**を訴えています．
**保険の範囲で義歯治療**を行うこととしました．
上顎はすべて天然歯です．
下顎は|6̲と|1̲が**ポンティック**で，残存歯に4mm以上のポケットや病的動揺は認められず，顎関節症の症状もありません．
妥当と思われる下顎義歯の

## 設計はどれですか？

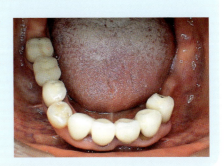

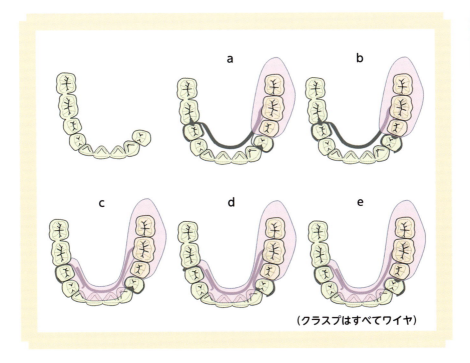

（クラスプはすべてワイヤ）

dの設計.

解説

義歯の設計に明確な正答はありません．ただ，この患者さんでは，
・遊離端欠損 ➡ 直接維持装置は近心レストが望ましい（a, c, d）
・下顎のすべての歯が審美修復されている ➡ 審美性も考慮（b, d, e）．特にd
・初めての義歯 ➡ 違和感の低減も考慮
・動揺歯がない ➡ 二次固定の優先度は低い
・女性であり，咬耗・下顎隆起が認められない ➡ 強い咬合力はかからない
・65|は連結 ➡ 特にレストは不要
を考慮すると，d（ボールクラスプ＋近心レストのワイヤ単純鉤）も十分にありえます．

実際にdの設計の義歯を適用しました．近心レストは，レスト線を曲げて作ってあります．コンパクトで審美的で，機能的にも十分です．これでトラブルもなく，2年以上使用されています．いずれはリラインや咬合面再形成が必要になるかもしれません．

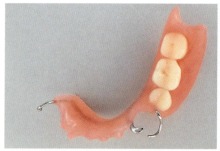
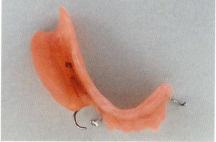
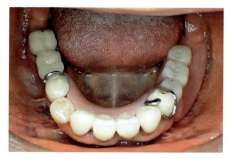

# Q58 遊離端欠損における近心レストの利点

## 遊離端欠損に対して近心レストがよい理由はどれですか？

- a. 床下粘膜に加わる力を垂直方向に向ける
- b. 床下粘膜の負担を均等に近づける
- c. 支台歯の遠心傾斜を引き起こしにくい
- d. 鉤腕・隣接面板の回転方向を好ましい方向に変える
- e. 維持力を大きくする
- f. 把持を大きくする
- g. 支台歯の負担を減らす

## COLUMN

### 全国の29大学の歯学部での教育

模型実習において，遊離端欠損に対する義歯設計を調べた結果[*]では，29大学中24大学が近心レストを使用しています．

内訳は，RPIクラスプ：18校，RPAクラスプ：1校，双歯鉤：2校，コンビネーションクラスプ：2校，いわゆるGクラスプ（舌側腕先端にレストのあるエーカースクラスプ）：1校です．

[*]参考〕五十嵐順正ほか編：パーシャルデンチャーテクニック第5版．医歯薬出版，東京，2012．

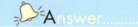

 a, b, c, d, g.

▶ ○ a.「床下粘膜に加わる力を垂直方向に向ける」

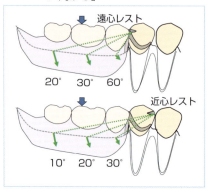

▶ ○ b.「床下粘膜の負担を均等に近づける」

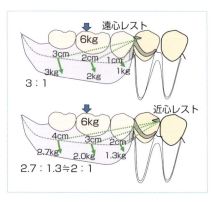

▶ ○ c.「支台歯の遠心傾斜を引き起こしにくい」

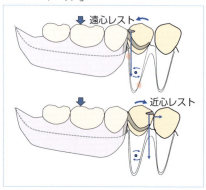

▶ ○ d.「鉤腕・隣接面板の回転方向を好ましい方向に変える」

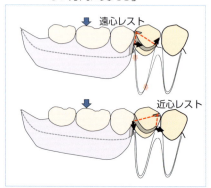

✕ e.「維持力を大きくする」ことは無関係です．
✕ f.「把持を大きくする」ことも無関係です．
▶ ○ g.「支台歯の負担を減らす」……上記a〜dの結果，支台歯の負担を減らします．

# Q59 一歯欠損中間義歯の問題点

## この義歯の問題点は何ですか？

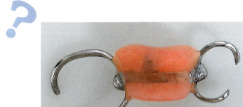
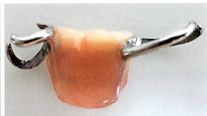
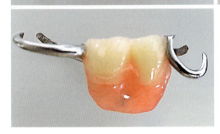

a. 鉤尖
b. 人工歯
c. レスト
d. 隣接面板
e. レジン床
f. クラスプ基部
g. クラスプアーム

a, c, d, e.

解説

a.「鉤尖」はアンダーカットに入っていません．下から見た写真で，鉤尖内面がすべて見えるからです．

c.「レスト」は $\overline{7}$ が小さいです．レストシートの形成が不十分です．

d.「隣接面板」が平行からかけ離れています．ブロックアウトのしすぎです．下から見た写真で，隣接面板内面が両方とも見えます．

e.「レジン床」の外形の良否は，これだけでは判定できませんが，隣接面板が平行ではないときには，隣接面のレジンが平行であるべきです．

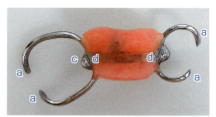

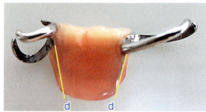

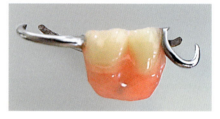

したがって，総合的に見て，この義歯の維持力は低くなると想定できます．

応急的な対応としては，常温重合レジンで，仮の隣接面板を作ることぐらいです．

クラスプを曲げても無駄です．鉤尖がアンダーカットに入っていないからです．

# Q60 上顎両側遊離端義歯の外形

上顎両側遊離端欠損症例への義歯において，**不適切なものはどれですか？** （クラスプは省略）

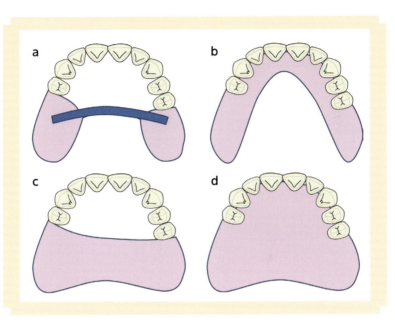

## COLUMN

### バーとストラップ

　バーとは，臨床的に幅が8mmまでのものをいいます．これ以上になるとストラップといいます（上顎のみ）．全体を覆う場合をプレートといいます．

　幅が広いほど厚さを薄くできますが，幅を倍にしても厚さを半分にすることはできません．大連結子の剛性は，幅に比例しますが，厚さに関しては3乗に比例するからです．したがって，厚さを半分にすると，剛性は1/8になってしまいます．

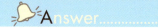

 bの義歯（増歯が容易である以外はきわめて不適切）．

以下，a〜dの設計の特徴を示します．

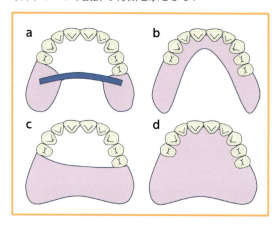

| 設計 | 強度 | 違和感 | 発音障害 | 増歯 | 費用 |
|---|---|---|---|---|---|
| a | 大 | 小 | 小 | 困難 | 中 |
| b | 小 | 大 | 大 | 容易 | 低 |
| c | 中 | 中 | 中 | 中程度 | 低 |
| d | 大 | 大 | 中 | 容易 | 低 |

ただし，不適切な設計だと，aも強度が小さくなります．

バーの先端は「破折しそうなところで終わらない」「脚先端は床の厚さのあるところに設置」することが基本です．

"破折しそうなところ"とは，「薄いところ」「幅が狭いところ」「金属構成要素の終端部」「平面的な所」「人工歯との接合面」などです．

# Q61 義歯の違和感の減少策

この義歯に対して,
患者さんは**違和感**と**食片停滞**を訴えています.
## 考慮すべき対応策はどれでしょうか？

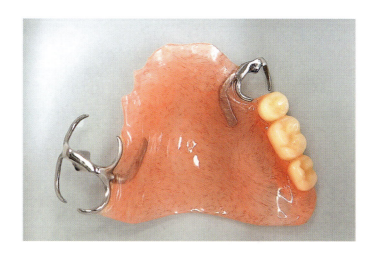

a. 床の厚さの修正
b. 床後縁の外形修正
c. 床前縁の外形修正
d. 人工歯舌側の歯肉形成
e. クラスプ舌側アーム付近の修正

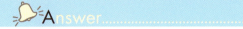

**正答** (a), b, c, (d), e.

**解説**

義歯のほんの細かな形態が，義歯の違和感や食片停滞につながります．

△ a.「床の厚さの修正」はこの写真だけからでは判断できかねます．

▶○ b.「床後縁の外形修正」と，
▶○ c.「床前縁の外形修正」は考慮すべきです．
　義歯の支持能力にあまり関係のない部位で違和感に通じる部分を削除します（ア，イ）．

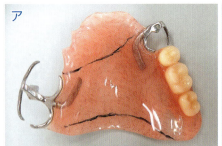
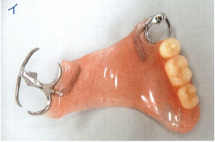

△ d.「人工歯舌側の歯肉形成」も食片停滞に通じます．あまりに深い歯肉形成は不適切です．本例では，それほどひどくはありませんが．

▶○ e.「クラスプ舌側アーム付近の修正」も必要です．
　クラスプアームと床縁が1mmぐらい離れています．食片停滞と違和感の原因となります．

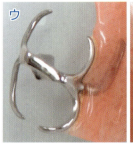
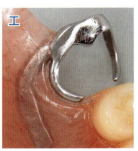

　完全にレジンで封鎖するのもよいでしょう（ウ，エ）．

このような細やかな処理は，キチンと技工指示書に記載すべきです．なかなか思いが通じないこともありますが……．

# Q62 メタルフレーム義歯への増歯①

メタルフレームを用いた義歯.
|4 増歯後1年で，ア，イのような状態になりました．
増歯部を撤去したところ，ウ〜カのような状態でした．

## ① 適切な対処法はどれですか？

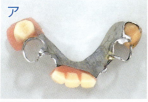
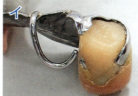
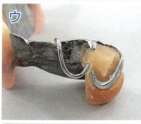
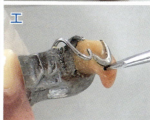
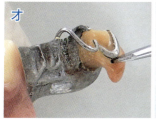
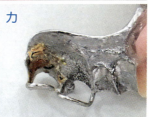

a．増歯部再装着
b．印象採得して修理
c．再製

## ② その際，必要な前処理はどれですか？

α．清掃
β．レジン新鮮面露出
γ．メタル表面処理
δ．保持孔付与
ε．メタルフレーム形態修正
ζ．クラスプ切断

nswer

**正答** ① 対処法：a.「増歯部再装着」→ ② 前処置：α，β，γ，δ，ε

**解説**

このような場合，適切な処理をしないと，咬合力によって増歯部が抜けてきます．

①まず，「4̲ 舌側にカーバイドバーで保持孔を付与し，黄色の部分を削ります（詳細はQ63参照）．

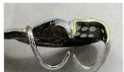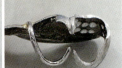

②表面にはメタルプライマーを塗布します（サンドブラストも考慮）．

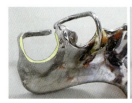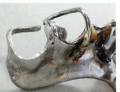

③増歯部の表面を1層削り，メタルフレームに合わせてみます．クラスプを切断すると逆に外れやすくなります．カントゥアを適正にするには，クラスプアームを少しだけ内側に曲げてもよいでしょう．

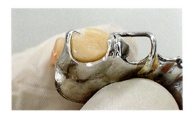

④常温重合レジンで固定します．

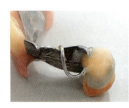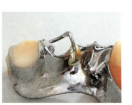

⑤研磨して，完成です．

舌側にも抵抗形態ができました！

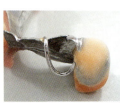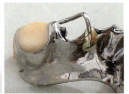

# Q63 メタルフレーム義歯への増歯②

メタルフレームを用いた義歯で，増歯してありますが，外れかかっています．
## どこを削って修理するとよいですか？

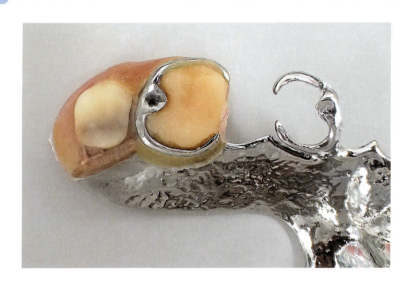

a. 舌側クラスプアーム
b. 頬側クラスプアーム
c. レスト
d. メタルフレーム粘膜面
e. 隣接面板

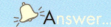

 **正答** a, b, c, e

**解説**

前項（**Q62**）を理解できていれば，簡単です．

▶︎○ a.「舌側クラスプアーム」：上縁を少し削除するとよいです．

▶︎○ b.「頰側クラスプアーム」：上縁を少し削除してもよいでしょう．

▶︎○ c.「レスト」：周囲を斜めに削るとよいです．

✕ d.「メタルフレーム粘膜面」：削除不要です．

▶︎○ e.「隣接面板」：保持孔を付けるとよいです．

以下に，削るところと抵抗形態の部位を示します．

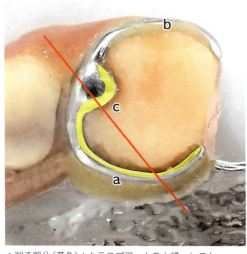

▲削る部分（黄色）：クラスプアームの上縁，レスト．

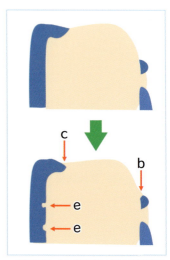

▲抵抗形態（左図赤線部における断面図）

# Q64 メタルフレーム義歯の修正

## このメタルフレーム義歯で修正すべき点は何でしょう？

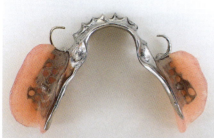
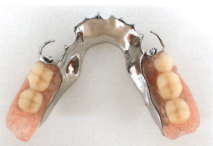
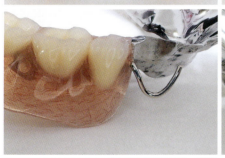
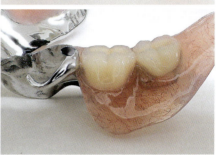
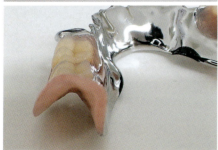

Part4 義歯治療

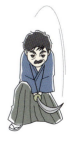

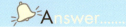

 下図.

削るべき部位を黒く塗ってみました（矢印部）.

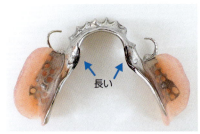
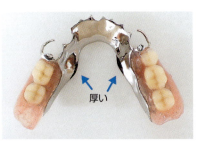
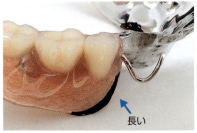
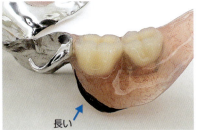
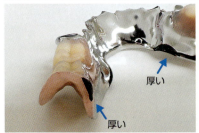

ところで，右図において，下顎隆起のあるときのメタルフレームはどれがよいでしょうか？

……答えるまでもないですね．❶以外は違和感が強いです．

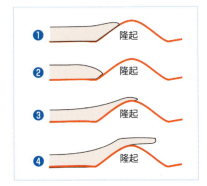

# Q65 キャストクラスプの改善

追加用の**キャストクラスプ**ができあがってきました．

## 改善すべき点はどれですか？

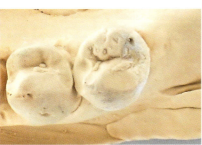
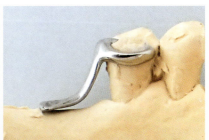
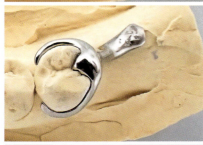
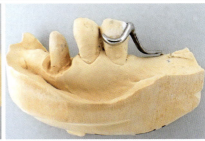
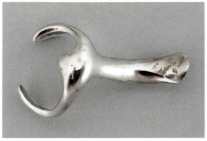
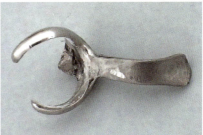

a. 印象
b. レスト
c. クラスプアーム
d. プロキシマルプレート
e. 鉤脚

## Answer

**正答** a～eすべて．

**解説**

▶ ○ a.「印象」
　レストシートの印象が採れていません（**ア**）．これでは適合のよいクラスプは作れません．

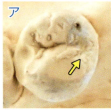
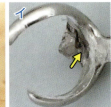

▶ ○ b.「レスト」
　内面に鋳造欠陥（**イ**）．破折しやすいです．

▶ ○ c.「クラスプアーム」
　唇側の適合が甘いです（**ウ**）．
　また唇側の先端が少し厚いです．

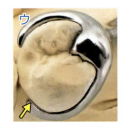

▶ ○ d.「プロキシマルプレート」
　ブロックアウトが大きすぎます．**エ**中の黄色線ぐらいの方向にすべきです（着脱方向にそろえる）．そうしないと，
　・外すときに鉤尖しか当たりません．
　・食片が停滞しやすいです．

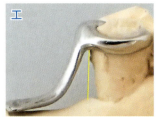

▶ ○ e.「鉤脚」
　脚の方向は歯槽頂方向より少し舌側ですが（**オ**），このほうが人工歯を排列しやすいのでよいといえます．

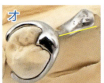
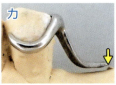

ただし，先端が薄いと抜けてきやすいです（**カ**）．また，ティッシュストップもありません．

## Q66 義歯の維持力が小さい場合の対応

**支台歯が1本**の下顎義歯です.
このところ義歯が**外れやすく**なったそうです.
支台歯は**メタルボンド**で,
義歯はコバルトクロムの**メタルフレーム**です.
肉眼的に鉤尖は支台歯に接しています.
**クラスプ**を少し持ち上げてもガタつきはありませんが,
**維持力は小さめ**です.
支台歯とクラスプの間に**咬合紙**を介在させた後の写真を示します.

### さて,どうしましょう?

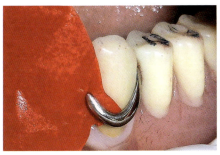
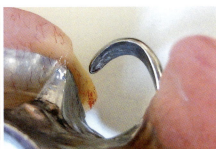

a. クラスプを締める
b. 鉤尖内面を削る
c. 義歯安定剤をすすめる
d. 義歯の再製
e. 支台歯の再補綴＋義歯の再製

**Answer**

 **正答** b.「鉤尖内面を削る」→ a.「クラスプを締める」

**解説**

義歯の維持力が小さい場合は，きちんとした診断が重要です．
単にクラスプを屈曲するしか能がないのでは困ります．

a.「クラスプを締める」だけではダメです．
　前頁の図を見ると，鉤尖内面の上端（咬合面寄り）が支台歯に接しています．
　支台歯がセラミックス（メタルボンド）なので，鉤尖内面の歯肉側のアンダーカットに接していた部分が摩耗したと考えられます．この状態でクラスプを曲げても，浅いアンダーカットしか利用できないし，義歯が装着された時点でもクラスプは力を受け続けるので，すぐに元に戻ります．
　場合によっては鉤尖内面の下端がアンダーカットに入って居ない場合には，維持力が発揮されるどころか，自然に義歯が浮き上がってきます．

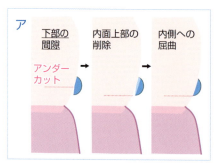
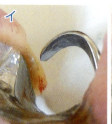
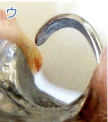
▲鉤尖内面の上端を削る．　▲内側へ屈曲する．

▲鉤尖内面を削る手順

b.「鉤尖内面を削る」
　鉤尖内面の上端（咬合面寄り）を削り，内側へ屈曲すると，鉤尖内面の歯肉側が支台歯と接するようになります（ア～ウ）．これで一応維持力が回復できます．
　ただし，クラスプが薄くなるので，維持力が再び低下しやすいです．

　クラスプの屈曲は，目で見てわかるほど曲げてはダメです．少しずつ調整します．
　また，ピーソーやヤングのプライヤーはダメです．必要な部分を三嘴（エ）か溝型（オ）で曲げます．

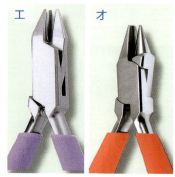
▲三嘴　　▲溝形

# Q67 人工歯咬合面の再形成

義歯の**硬質レジン歯**の**咬合面再形成**を行う場合に，臨床でよく行われている方法と，**適切な方法**は，

## それぞれどれでしょう？

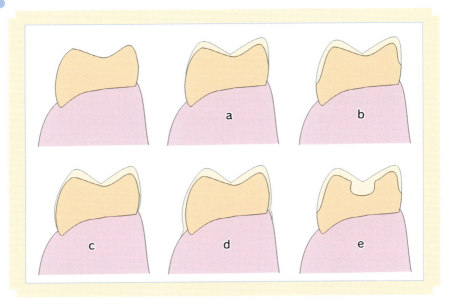

---

### COLUMN

**咬合面再形成のコツ**

　臼歯部全体を咬合面再形成するときは，全体を一気に行うのは危険です．高さの設定が困難であるうえ，側方にずれてしまうこともあります．

　まず6|6のみを咬合面再形成し，安定した咬合が得られてから，残りを行うとよいでしょう．

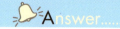

**正答**　よく行われている方法：a.
　　　　適切な方法：e.

**解説**

　どの方法を行うにしても，レジンが盛られる範囲は新鮮面を出すことが必須です．

△ a．よく行われている方法です．咬合面のレジンが薄くなる場合があり，また，添加したレジンの辺縁が薄いので，経時的に剥離・着色を生じます．手間がかからないのが利点です．

△ b．辺縁部にシャンファーを形成し，明確な接合部を作る方法です．境界部での剥離が少なくなります．ただし，形成した辺縁を超えてレジンが残っていると意味がありません．また，咬合面のレジンが薄くなる場合があります．

✕ c．人工歯全体を覆うので，境界が目立ちません．ただし，辺縁が歯頸部にあるのでオーバーカントゥアになりやすいです．また薄いレジンを1層残すのは難しいです．

✕ d．人工歯ではなくレジン床表面に辺縁がくるので，接着は強いです．ただ，研磨に手間がかかることと，審美性の問題，やはり辺縁が薄いので剥離の可能性は残るという留意点はあります．

○ e．辺縁部にシャンファーを形成し，明確な接合部を作る方法です．境界部での剥離が少なくなります．
　さらに，咬合面部にレジンの厚さを確保できます．また保持孔としても働きます．これが適切な方法です．

　それぞれの方法の利点・欠点を把握したうえで，状況を適切に判断して対応してください．

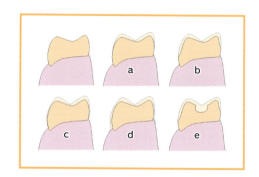

# Q68 上顎義歯後縁の修正

上顎義歯後縁のポストダム部分が厚くて，形態も不良です．
## どの対応が適切でしょうか？

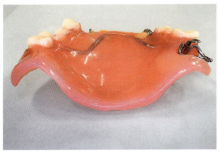
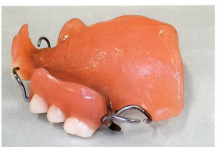

a. 粘膜面の形態修正
b. 後縁の長さの修正
c. 研磨面の修正
d. 部分的リライン
e. 全体的なリライン

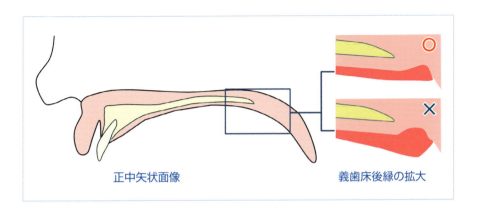

正中矢状面像　　　義歯床後縁の拡大

nswer

**正答** b.「後縁の長さの修正」，c.「研磨面の修正」，a.「粘膜面の形態修整」(修正順)

**解説**

厚すぎる上顎義歯後縁の修正手順を示します．

❶ 修正前の後縁が少し長いので，垂直に少し短くします（b.「後縁の長さの修正」）．この垂直に削ったところを油性ペンで塗っておきます．こうすると以降の操作を行いやすいです．

❷ 黒い部分の粘膜に接する部分を線状に残して，斜め45°に削ります（c.「研磨面の修正」）．

❸ 前方の研磨面と移行的になるように形態修正を行います（c.「研磨面の修正」）．黒い線を残したままであると，削りすぎて後縁が短くなることを防げます．

❹ 粘膜を加圧している部分の最深部をやや後方になるように修正します（a.「粘膜面の形態修整」）．

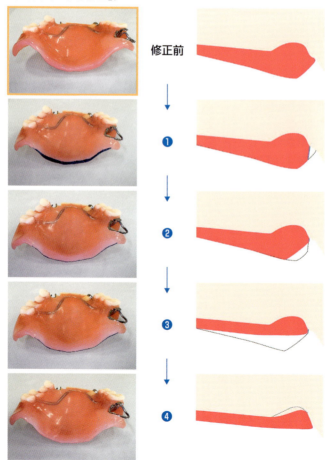

## Q69 オーバーデンチャーのリライン

86歳女性．**下顎義歯床下への食物停滞**を主訴に来院．
上下義歯は5年前に作製し，
1年前に $\overline{76|5}$ のインプラントを撤去しました．
**適合検査**結果を示します．
$\overline{|67}$ には**インプラント**が埋入され，
**オーバーデンチャー**となっています．
$\overline{3|+3}$ は強くは咬合していません．

### どのような加圧下での適合検査が適切でしょうか？

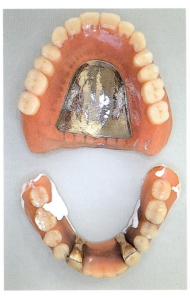
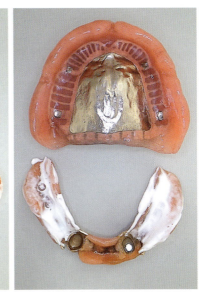

a. $\overline{6|6}$ 部へロールワッテをかませる
b. $\overline{6|6}$ 部手圧
c. $\overline{3|3}$ 部手圧
d. $\overline{3|36}$ 部手圧
e. $\overline{63|36}$ 部手圧
f. $\overline{63|3}$ 部手圧
g. 上下義歯咬頭嵌合位での咬合

**A**nswer

**正答** (d), g.

**解説**

　下顎右側は顎堤吸収により全体に適合不良となっているため，6⏌を加圧すると義歯は沈下してしまい，顎堤吸収をかくしてしまいます．

　したがって，適合検査時の加圧法としては c, d, g が残りますが，

c．「3⏌3 部手圧」では，義歯は安定しません（支持が２点だから）．

d．「3⏌36 部手圧」でもいいですが，これでリラインすると，後で咬合調整が必要になります．

▶︎○g．「上下義歯咬頭嵌合位での咬合」だと，リライン後の咬合調整が少なくてすみます．

　実際のリラインの手順を以下の図に示します．

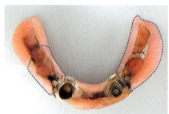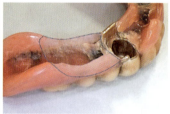

◀︎特にリラインを要する箇所を１層削除し，新鮮面を出す．

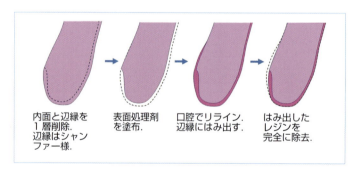

内面と辺縁を１層削除．辺縁はシャンファー様．　→　表面処理剤を塗布．　→　口腔でリライン．辺縁にはみ出す．　→　はみ出したレジンを完全に除去．

◀︎リラインの手順．薄いリライン材は剝がれやすいので，辺縁部はシャンファー状にする（『義歯コツ』99頁参照）．

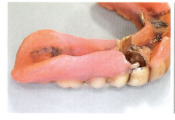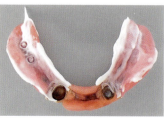

◀︎咬合させた状態でリラインする．バリの修正と研磨後に，咬合させた状態で適合検査を行う．

　よい適合が得られた．この後，咬合検査を行う．

## Q70 すれ違い咬合への対応

7⏌4 と ⏌4〜7 欠損の**すれ違い咬合**です．
2年前に上下義歯を装着しました．
咬合すると**上顎義歯が沈下**し，**口蓋皺襞部に疼痛**があるそうです．
レストを合わせたときの**適合検査**結果を示します．
上顎義歯の口蓋部を押さえると沈下して，
⏌7 レストが浮き上がります．

### 適切な対応はどれでしょう？

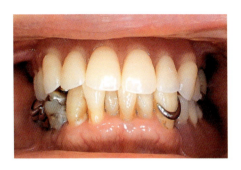

a. 咬合してリライン
b. レストを合わせてリライン
c. 咬合調整
d. 咬合面再形成
e. 義歯安定剤使用の指示
f. 再製
g. レストの追加
h. その他

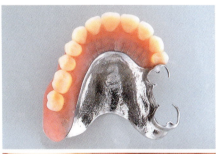
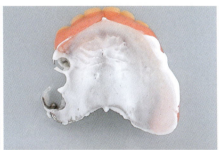
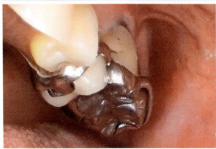
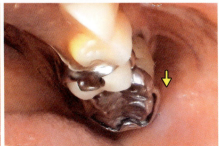

## Answer

**正答** h.「その他」(|4 のレスト除去)→ c.「咬合調整」

**解説**

　金属床部分も含めてリラインすると，当面は落ち着きます．ただし，この設計では問題があります．

　|4 あたりで咬合し，1mm沈下したとすると，右図のようになります．|4 に近い付近はほとんど沈下しません．

　したがって，咬合圧は|4 から離れたところだけで負担されます．

　一方，|4 レストがないと，|7 を中心に義歯は沈下します．床の大部分が0.5mm以上沈下します．そのため，咬合圧は広い範囲で負担されます．

　実際には，負担能力が高くなるので，1mm沈下させるのに必要な力は大きくなります．

　遊離端欠損に近心レストがよいのと同じ理屈です．

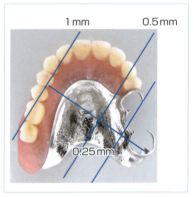

　実際に，|4 レストを削除すると，義歯の口蓋部を押さえても義歯は回転せず（左下），|4 あたりで咬合しても，沈下量は減り，|7 レストの浮き上がりも小さくなりました（右下）．

　その後，咬合調整を行いました．レストが多いほどよいわけではありません．

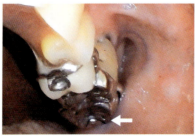

▲義歯口蓋部を押さえた場合：|7 レストは浮き上がらない（矢印）．

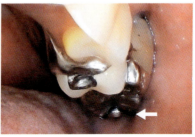

▲|4 でロールワッテをかんだ場合：|7 レストの浮き上がりは小さくなった（矢印）．

## COLUMN

### ワイヤクラスプの調整法

ワイヤクラスプが緩いときの対応です．
まず，指で少し浮かせてみます（**ア**）．ほとんど抵抗なく浮き上がるようなら，維持力不足です．
どのくらい浮き上がるかを確認します．**ア**では，1mmぐらい浮き上がっています．

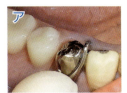

その後，完全に外します．このときの維持力が【小さい場合】と【十分な場合】で対応が違います．
クラスプを戻して歯面との適合を視診します（**イ**）．フロスを使用すると，どこから離れているかが確認できます（**ウ**）．

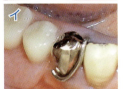

### 【維持力が小さい場合】

クラスプが歯面から離れるところを，三嘴のプライヤーで内側に屈曲します．少しだけ屈曲して，再度，口腔内に戻して維持力やガタつきの減少を確認します．ガタつきがなくなるまで，繰り返します．

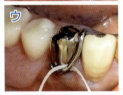

ガタつきがなくなった後，維持力が大きすぎたり，小さすぎる際は，鉤尖を内外に屈曲するのではありません．
内側に曲げると，鉤尖だけが当たって，鉤腕が歯面から離れます．外側に曲げると，再びがたつきを生じます．
歯面に沿って，上下に屈曲します（**エ**）．かなり高度な技です．

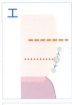

### 【維持力が適切な場合】

鉤尖を内側に屈曲すると，維持力が強くなりすぎます．鉤尖を咬合面側に屈曲します（**オ**）．
これでがたつきはなくなりますが，維持力が強すぎたり弱すぎたりする場合は，先に述べたように，「歯面に沿って，上下に屈曲します」．

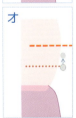

最終的な調整後を**カ**に示します．

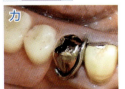

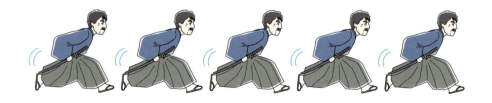

# Postscript

　最後までお読みいただきありがとうございます．ここに記した70のコツは，誰かから教わったものではありません．他の方の診療を見て，さらに効率化するにはどうすればよいかを考えたり，自分の診療の中で，疑問に思ったことをよくよく考えて試してみたりして，よかったものを記録した一部です．正統な診療ではない部分もあります．100点を取るための診療ではなく，いかに効率的に90点の診療を行うかのコツもあります．

　本書を読んでいただいた若い先生方に申し上げたいのは，「よく考えて診療をする」ということです．「先輩から習ったから」とか，「本に書いてあったから」という理由だけで診療手順を覚えて実施するのではなく，自分できちんと考えて，理由を納得したうえで実施することが重要です．ぜひそのような習慣を身につけていただきたいと願っています．

　私は記憶が苦痛です．だから物理や数学が好きです．基本的なことさえ理解しておけば，法則だって覚えていなくても導き出せます．臨床も同じだから好きです．毎回毎回違った場面に出くわし，いろいろと考えて解決策を導き出せるからです．ただ，たくさんの疾患を覚えなければならない診療分野は苦手ですが……．

　最近は，テレビの歴史番組が好きになりました．昔は「年号の語呂合わせの科目である歴史」が苦手でした．でも，歴史の物語を理解すると，とてもおもしろいです．診療も同じで，それぞれの患者さんには，それぞれの物語があります．これを理解して，寄り添うことはとても重要だと思います．ぜひ，若い先生方には広く教養を高めていただきたいです．バラエティ番組だけではなく，教養番組も見て，幅広で深みのある歯科医師になってほしいものです．

　話が飛躍しましたが，本書が，若い先生方のこれからの臨床の飛躍に少しでも貢献できればうれしいです．さらに，ご自身の「コツ」を次々と作っていただけるようになるきっかけとなることを願っています．

　私の臨床メモに出版の機会をくださった医歯薬出版の皆様に感謝いたします．また本著をまとめるにあたり，写真撮影，アドバイス，校閲などで協力してくれた講座員諸氏にも深く感謝します．愛すべき講座員に囲まれて，私は幸せ者です．そして，単身赴任14年の私を愛情を持って遠く広島から支えてくれた妻，東京で一緒に暮らしてくれた二人の娘に本著を捧げます．

　　　　　　　五輪の感動と残暑も冷めやらぬ　天高き初秋の日に
　　　　　　　　　　　　　　　　　　　　　著者　佐藤裕二

一刀両断！高齢者補綴治療のお悩み解決
Q&Aで学ぶ理論と70のコツ　　　ISBN978-4-263-44476-4

2016年9月5日　第1版第1刷発行
2016年11月5日　第1版第2刷発行

著　者　佐　藤　裕　二
発行者　大　畑　秀　穂
発行所　医歯薬出版株式会社
〒113-8612　東京都文京区本駒込1-7-10
TEL.（03）5395-7638（編集）・7630（販売）
FAX.（03）5395-7639（編集）・7633（販売）
http://www.ishiyaku.co.jp/
郵便振替番号　00190-5-13816

乱丁，落丁の際はお取り替えいたします．　　印刷・真興社／製本・愛千製本所
© Ishiyaku Publishers, Inc., 2016. Printed in Japan

本書の複製権・翻訳権・翻案権・上映権・譲渡権・貸与権・公衆送信権（送信可能化権を含む）・口述権は，医歯薬出版（株）が保有します．
本書を無断で複製する行為（コピー，スキャン，デジタルデータ化など）は，「私的使用のための複製」などの著作権法上の限られた例外を除き禁じられています．また私的使用に該当する場合であっても，請負業者等の第三者に依頼し上記の行為を行うことは違法となります．

JCOPY ＜（社）出版者著作権管理機構　委託出版物＞
本書をコピーやスキャン等により複製される場合は，そのつど事前に（社）出版者著作権管理機構（電話03-3513-6969，FAX 03-3513-6979，e-mail：info@jcopy.or.jp）の許諾を得てください．